.... 님께 사랑과 존경을 담아

이 책을 드립니다. 밝고 건강하게 사세요.

우리 가족 꼭 알아야 할

눈 건강 완전정복

김병진 · 이동훈 지음

(송파삼성안과 원장 · 안과전문의)

중앙생활사

몸이 열 냥이라면 눈은 아홉 냥·····

휴대폰과 같은 통신기기, 개인용 컴퓨터와 휴대용 영상매체의 발달로 대표되는 현대 사회의 눈부신 문명의 발달은 우리 사회에 정보화라는 큰 혁신을 가져왔지만, 안타깝게도 눈건강의 측면에서는 그리 환영할 만한 일은 아닙니다.

기본적인 학습량이 증가하면서 어릴 때부터 근거리에서 눈을 과도하게 사용하여 어린이들의 근시와 소아 눈질환의 빈도가 급격히 늘어나고 있습니다.

컴퓨터나 인터넷 또한 우리 생활과 직장의 필수사항이 되어버리면서 성인이 되어서도 과중한 업무와 자기계발로 눈을 혹사시키고, 젊은 여성들 사이에서는 미용 목적의 서클렌즈나 콘택트렌즈의 사용이 보편화되면서 잘못된 렌즈 사용으로 인한 렌즈 부작용과 감염성 각막염이 증가하고 있습니다.

또한 평균수명의 연장으로 장·노년기 사회활동이 증가하면서 노안으로 인한 불편과 함께 연령 관련 눈질환(백내장, 황반변성, 녹내장)의 빈도와 치료 요구가 급격히 증가하고 있는 추세입니다.

이렇듯 '우리 가족의 건강한 눈'이 위협받고 있지만 눈질환에 대하여 오래 전의 지식을 기술한 책이나 인터넷상에서 최신 안과기술 또는 지식을 단편적으로 다룬 짧은 글은 있지만, 눈질환에 대한 최신 지식이나 정보를 체계적으로 알기 쉽게 정리한 책은 찾아보기 어려운 실정입니다.

이에 어린이, 성인, 어르신 3대에 걸쳐서 가장 흔한 시력저하 원인과 눈질환 치료법에 대하여 1, 2, 3부로 나누어 최신 의학지식과 함께 필자들의 임상경험을 더해서 소개하고자 합니다. 가능한 쉬우면서도 풍부한 내용으로 서술하고, 이해를 돕기 위하여 많은 그림을 삽입하려고 노력하였습니다. 미력하나마 이 책이 눈질환과 건강에 대한 기초지식을 제공하고 이해를 도와서, 우리 가족 모두의 소중한 눈건강을 지키는 등대가 되었으면 하는 소망에서 이 책을 펴내게 되었습니다.

마지막으로 진료가 바쁜 가운데에서도 이 책을 같이 집필하느라 밤늦게 혹은 주말에도 애써주신 이동훈 원장님과, 여러 모로 도와주신 저희 송파삼성안과 직원 여러분, 제가 힘들고 지칠 때마다 조언과 함께 세상에 봉사하며 바르게 사는 길을 가르쳐주신 어머니와 아버지, 그리고 격려와 함께 내조를 아끼지 않은 사랑하는 아내 이기정과 아들 김동우 모두에게 감사와 사랑을 전하며 이 책을 바칩니다.

송파삼성안과 대표원장 김병진

C✸NTENTS

책을 내면서 • 4
기초지식 – 눈의 구조와 기능 • 8

1부 어린이 눈건강

01 어린이 시력관리 • 12
02 어린이 눈썹찔림 • 41
03 어린이 눈물흘림 • 45
04 어린이 가성사시 • 47
05 여름철 전염성 눈병과 눈관리 • 49

2부 성인 눈건강

01 봄철 황사와 연관된 눈질환 • 56
02 시력교정수술 – 라식, 라섹, 안내렌즈삽입술 • 60
03 눈물불안정증후군과 눈물흘림 • 82
04 비문증(유리체 날파리증) • 89
05 망막박리 • 92

3부 어르신 눈건강

01 피부 노화와 눈건강 • 96

02 눈물흘림의 진단과 치료 • 109

03 백내장과 노안 • 116

04 검열반과 익상편 • 163

05 녹내장의 진단과 치료 • 167

06 노인성 황반변성 • 173

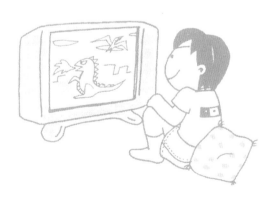

기초지식

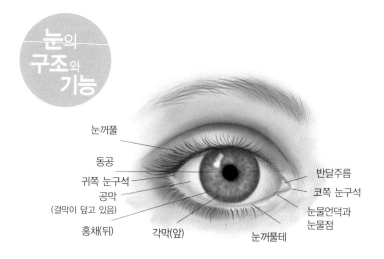

눈의 구조와 기능

- 눈꺼풀
- 동공
- 귀쪽 눈구석
- 공막 (결막이 덮고 있음)
- 홍채(뒤)
- 각막(앞)
- 반달주름
- 코쪽 눈구석
- 눈물언덕과 눈물점
- 눈꺼풀테

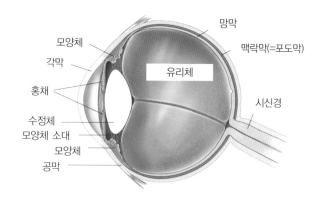

- 모양체
- 각막
- 홍채
- 수정체
- 모양체 소대
- 모양체
- 공막
- 망막
- 맥락막(=포도막)
- 유리체
- 시신경

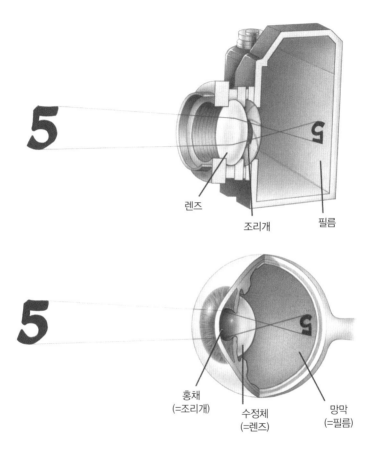

렌즈

조리개　　　필름

홍채
(=조리개)

수정체
(=렌즈)

망막
(=필름)

>>> 카메라 구조가 사람의 눈 구조와 같은 원리를 이용하고 있다는 것은 모두가
잘 알고 있습니다. 즉, 렌즈는 수정체에 해당하고, 이 렌즈를 통해 들어오는 빛의
광량을 조절하여 주는 조리개는 홍채, 셔터는 눈꺼풀, 필름은 망막에 해당됩니다.

1부 어린이 눈건강

맑고 건강한 눈은 우리 아이의 평생 경쟁력입니다.
맑고 깨끗한 시력은 우리 아이의 집중력과 직결됩니다.
정기적인 안과 검진으로 우리 아이의 눈을 지켜주세요.
우리 몸의 모든 부위가 그렇듯이
어렸을 때의 눈 건강관리가 평생의 눈건강을 좌우합니다.

01 어린이 시력관리

 소중한 우리 아이의 눈,
과연 시력은 어느 정도가 정상인가

　열 달 동안 엄마와 함께 지내면서 아기의 손가락, 발가락이 만들어지고 머리카락이 자라는 것처럼 아기의 눈도 엄마 배 속에서 부지런히 자라게 됩니다. 열 달 동안의 아름다운 동행이 끝나고 태어날 무렵의 아기 눈은, 모양은 성인과 거의 비슷하지만 아직 기능적으로는 미숙한 상태입니다.

　엄마 배 속에서의 태아의 눈은 빛과 사물에 노출되지 않은 상태이기 때문에 아기가 세상에 나와서 눈을 뜨고 주변을 보기 시작해야 비로소 기능적 발달이 시작됩니다. 결국 눈의 기능적 성숙은 태어나서 눈을 뜨고 사물을 보는 시점 이후에야 시작된다고 봐도 무방합니다.

실제로 막 태어난 신생아의 경우 아주 흐릿하게 찍힌 흑백사진을 보는 정도의 시력으로 물체를 인지합니다. 이후 아기가 점점 자라면서 주변의 사물들과의 상호작용을 통해 점차 시세포와 시신경이 성숙해지면서 아주 또렷하게 찍힌 컬러사진을 보는 것처럼 시력이 발달하게 됩니다.

구체적으로 보면, 보통 생후 2~3개월에는 2~3m 거리의 물체 정도만 인지하고, 생후 6개월이 되면 보통 0.1정도의 시력을 가지게 됩니다. 우리가 익숙한 시력표 맨 윗자리의 '4', 'C', '그'자 정도만 읽을 수 있는 시력이 0.1 정도입니다. 이후 만 5세 정도가 되면 0.8~1.0의 성인과 같은 정도로 시력을 가지게 됩니다.

드물게 시력 발달이 약간 느린 경우가 있지만, 만 5세가 되었는데도 시력이 정상보다 나쁜 경우라면 반드시 안과 진료를 받아야 합니다. 보통 만 8~9세 전후를 시력이 발달할 수 있는 나이의 한계로 보고 있기 때문에, 시력 발달을 막는 나쁜 요인이 있다면 반드시 이 시기 이전에 정확한 안과 진료를 통해 교정해

어린이의 정상적인 시력 발달 단계

연령	중요한 시력 발달 과제	시력표상의 시력
신생아	빛을 느끼고 큰 물체가 있는 것을 흑백으로 알아보는 정도. 시야는 상하 30도 좌우 20도 정도만 볼 수 있는 좁은 상태.	0.03 정도의 시력
생후 3개월	눈앞에 사물을 쳐다보고 따라봄. 원색의 색깔을 인지하기 시작. 공간상의 물체의 전후 위치를 알아보는 입체시가 발달하기 시작.	0.15 정도의 시력
첫돌 무렵	시력 발달이 가장 왕성하게 일어나는 시기. 성인과 비슷한 크기의 시야를 갖게 됨.	0.3~0.4 정도의 시력
만 3~5세경	해부학적(모양과 형태)으로는 성인 수준의 모양과 형태를 가진 시세포를 완성.	0.8~1.0 정도의 시력
만 8~9세경	시력 발달 완성단계. 해부학적으로나 기능적으로나 성인과 거의 동일한 수준의 시각 능력을 가져야 함.	1.0 근처의 시력이면서 고도의 입체시를 가짐.
만 10세경	시각을 담당하는 신경계통의 가변성이 거의 없어지는 시기, 즉 시력 발달의 가능성이 거의 소진되는 시기.	1.0 근처의 시력이면서 고도의 입체시를 가짐.

주어야 합니다.

다시 정리하여 설명하면 만 5세 이전에 대부분의 시력 발달이 이루어지고, 이후에는 아주 조금 더 성장하다 약 9세경 시력 발달은 멈추게 됩니다. 만일 만 5~6세 무렵인데도 시력 발달이 늦

14

어져 있는 경우라면 약시(시각신경계통의 미성숙이나 이상으로 인해 교정시력이 평균적인 경우보다 떨어져 있는 경우, 방치되면 영구적인 시력 저하 상태로 남게 됩니다)로 진단할 수 있고, 만 10세 정도까지 시력 교정 치료를 시도하더라도 그 치료효과가 떨어지기 때문에 그만큼 조기 진단과 조기 치료가 중요합니다.

 어린이 시력과 뇌 발달

> 어린이 시력은 뇌 발달과 관련이 있습니다. 각종 시각정보들이 감각 및 뇌를 자극, 발달시키기 때문입니다. 이렇게 중요한 시기에 시력에 문제가 발생하면 정상적인 눈의 기능에 문제가 생김은 물론, 학습장애 등 2차적인 뇌발달장애와 문제들이 유발될 수 있습니다.

 ## 시력검사는 언제 받는 것이 적당한가

다음의 두 사례는 2008년 '눈의 날(11월 11일)'을 맞아 열렸던 대한안과학회의 눈건강 심포지엄에서 발표되었던 사례입니다.

∷∷ 가성근시   얼마 전 K씨는 초등학교 2학년 아들이

언제부턴가 TV에 바짝 다가서는 것이 이상해 곧장 안

경점으로 달려갔습니다. 검사결과 왼쪽 눈 0.4, 오른쪽 눈

0.5로 교정이 필요한 상태였습니다. K씨는 안경이 싫다는

아이에게 "심봉사처럼 된다"고 호통을 치며 안경을 맞춰주

었습니다. 그런데 얼마 되지 않아서 아이는 땅이 붕 뜨는 것

같고, 머리가 아프다고 했습니다.

'안경도수가 잘 안 맞나?' 라는 생각에 이번엔 아이를 데리

고 안과에 갔더니 안과의사는 컴퓨터 게임을 좋아하냐고 묻

고는 조절마비제를 점안한 후 정밀 굴절검사를 시작했습니

다. 결과는 양안 모두 1.0으로 정상시력이었습니다. 안과의

사는 일시적인 근시라는 가성근시(가짜 근시)로 점차 정상시

력으로 회복된다고 설명해주었습니다.

잘못된 안경점 검사만 믿었다가 하마터면 자신의 강요에 의

해 아들의 건강한 눈이 망가질 뻔한 경우였습니다.

∷∷ 굴절이상   어느 날 L씨는 다섯 살배기 딸이 다니

는 유치원에서 호출을 받았습니다. 아이가 그림이나

글씨 맞추기 시간에 집중을 못하고 뒤처진다는 것이었습니다. 특별지도가 필요한 상태라는 설명에 이미 만 4세가 되기도 전에 한글을 깨우칠 정도로 영특한 아이였던 터라, 충격이 컸습니다.

놀란 마음에 아이를 다그치니 선생님이 들고 있는 그림들이 잘 안 보여 대답하기 힘들다고 울먹였습니다. 시력에 문제가 있는 것 같아 안과 검진을 받았더니, 한쪽 눈은 근시, 다른 한쪽 눈은 원시였습니다. 게다가 양쪽 눈의 시력 차가 커서, 주로 잘 보이는 눈으로 보다가 다른 한쪽 눈의 발달이 제대로 되지 않아 약시 증상이 있었습니다.

안과에서 정밀검사를 받고 나서 안경처방과 함께 시력이 좋은 쪽 눈을 가려서 시력이 나쁜 쪽 눈을 많이 쓸 수 있도록 하는 '가림치료'를 시작했습니다. 아이의 양쪽 시력이 비슷해질 때까지 약시 치료를 꾸준히 해야 되는 상황이어서, 한글 공부도 중요하지만 안과 검진부터 했더라면 하는 안타까운 생각이 들었습니다.

위의 두 가지 사례 모두 적절한 시기에 안과 검진을 받았더라

면 문제가 생기지 않았을 것입니다. 그렇다면 시력검사를 비롯한 종합적인 안과 검진은 언제 받는 것이 적당할까요?

초등학교에 들어가기 직전이나, 초등학교에 들어가서 신체검사로 처음 시력검사를 하는 것은 너무 늦습니다. 여러 가지 이유로 시력이 나빠져 있는 경우 8~10세 이후에 치료를 시작하면, 고칠 수가 없거나 혹은 원인 질환을 치료한다고 해도 시력을 담당하는 신경계의 성숙이 더 이상 이루어지지 않아서 영구적인 장애로 남게 되는 경우도 있기 때문입니다.

앞서 설명한 대로 시력은 보통 5세 이전에 대부분이 성장이 많이 되고 8~9세 정도에 거의 끝나기 때문에, 우리 아이들의 첫 번째 시력검사는 출생 직후 3년 전후에 꼭 한 번은 해야 합니다.

이때는 선천성 백내장(수정체 혼탁, 카메라로 치면 렌즈에 해당하는 부위의 혼탁)이나 망막(시신경섬유들이 모여있는 신경막, 카메라로 치면 필름에 해당하는 부위) 질환 등 주로 선천성 질환이나 사시, 심한 굴절이상(근시·난시·원시)이 있는지를 찾아내는 것이 중요합니다.

비록 너무 어려서 말을 정확히 못하고 글이나 그림에 대한 인지 능력이 부족하더라도 시력검사에는 문제가 없습니다. 글자를 읽는 주관적인 시력검사가 가장 정확하지만 근시, 원시, 난시, 사시 등 객관적인 시력검사가 가능하기 때문입니다.

최초 검진에서 여러 다른 질환들이 없었던 경우에도, 만 4~5세경에는 반드시 성인 수준의 시력검사가 다시 필요합니다. 가능하면 숫자를 빨리 가르쳐서 어른들과 똑같은 방법으로 하는 것이 좋지만, 숫자를 잘 모른다고 하더라도 그림으로 시력검사를 할 수 있습니다.

만일 이런 시력검사 과정을 통해 안경을 써야만 하는 심한 굴절이상이 발견될 경우에는 되도록이면 어릴 때부터 안경을 빨리 사용하기 시작할수록 치료효과가 좋습니다. 앞에서 언급했듯이 초등학교에 들어가서야 뭔가 이상이 발견되고 치료를 시작하면 이미 늦을 수 있다는 것을 꼭 기억하기 바랍니다.

또한 성장하는 어린이들의 시력과 굴절이상(근시·난시·원시) 값은 계속적으로 변화하기 때문에 최초 검사 후로는 1년에 1~2번씩 안과전문의에게 정기적인 검진과 시력검사를 받는 것이 좋습니다.

그러나 안타깝게도 2005년 한국실명예방재단의 보고에 따르면, 76%의 어린이가 취학 전 시력검진 경험이 없고, 시신경계통의 성숙이 거의 완료되는 5세가 될 때까지 약시의 50% 이상이 진단받지 못하고 있다고 합니다.

대한안과학회의 소아안과분과에서는 적어도 만 3세 이전에 꼭 안과검진과 시력검사를 받고, 그 후 1년에 최소한 두 번씩 정기검진을 받을 것을 권고하고 있습니다.

 아이들의 시력이 나빠지게 되는 이유

아이들의 시력이 나빠지게 되는 원인은 빈도로 볼 때 가장 흔한 것이 근시나 난시, 원시와 같은 굴절이상 때문입니다. 선천성 백내장, 미숙아 망막증, 선천성 녹내장 등과 같은 여러 가지 눈 질환으로 인한 시력 저하도 가능하지만, 거의 대다수의 어린이들은 근시나 난시 같은 굴절이상 때문에 시력이 나빠집니다.

굴절이상이란 여러 가지 원인으로 인하여 빛이 시신경과 망막(카메라의 필름에 해당하는 눈 속의 시신경막)에 정확한 초점을 맺지 못하여 물체가 흐려 보이는 즉, 시력이 나쁜 상태를 이르는 말입니다.

대개는 눈의 앞뒤 길이가 너무 크거나 작아서 각막과 수정체를 통과하며 굴절된 빛이, 본래 초점이 생겨야 할 망막의 정확한 지점에 못 미치거나 지나쳐서 망막의 앞이나 뒤에 초점을 맺게 되는 것이 그 근본원인입니다. 쉽게 말해서 근시는 안구가 너무 길어서 초점이 앞에, 원시는 안구가 너무 짧아서 초점이 뒤에 생기는 것이라고 할 수 있습니다.

굴절이상은 맨눈시력을 나쁘게 하는 다양한 눈질환 중 가장 흔한 것입니다. 그러면 굴절이상은 왜 생길까요? 굴절이상은 사람마다 키나 몸무게가 차이 나듯이 눈 길이가 차이 나서 생긴다고 보면 됩니다.

대표적인 시력 저하의 원인인 근시안(가까운 데 있는 것은 잘 보아도 먼 데 있는 것은 잘 보지 못하는 눈)과 정상안은 안구길이가 서로 다릅니다. 이런 경우를 축성근시(axial myopia)라고 합니다. 보통 정상인의 안구길이가 2.3cm인데 비해 근시 때문에 시력이 나쁜 사람의 경우 정상보다 안구가 길어져 있습니다.

태어나면서부터 평균치보다 눈이 긴 아이들도 있지만 보통은 키나 몸집이 크면서 눈도 같이 길어지기 때문에 근시안에서는 눈이 체질적으로 성장호르몬 등에 좀더 예민하게 반응하는 것이 아닌가 짐작은 하고 있지만 아직까지 정확한 근시의 진행기전은 연구 중에 있습니다.

특히 키가 한창 자랄 무렵인 초등학교 입학 직전과 1~2학년 사이에 근시가 가장 많이 발견되고, 발견 후 첫 1년이 가장 빠른 진행속도를 보이는 것으로 알려져 있습니다. 이후에도 근시는 점차 진행하여 중학교 2~3학년 정도까지 안구의 길이도 더욱 길어져, 초등학교 입학 때부터 중학교 졸업 즈음까지 안경 끼는 아이들이 점차 늘게 됩니다.

보통 키처럼 안구길이도 유전적으로 결정됩니다. 따라서 엄마 아빠가 안경을 꼈으면 자녀도 안경을 낄 확률이 높아집니다. 아이가 안경을 쓸 확률은 엄마 아빠 모두 안경을 쓴 경우가 모두 안경을 안 쓴 경우에 비해 6.4배 정도 높다고 알려져 있습니다.

근시 발생의 가장 큰 이유인 선천적인 유전적 요인과 더불어 반복되는 근거리 작업(컴퓨터, 어두운 곳에서 엎드려서 책 보기, DMB나 휴대용 게임기 사용) 등의 후천적인 환경적 요인이 합쳐져서 눈이 더 나빠지게 됩니다.

우리나라의 근시 유병률을 보더라도 1970년대의 보고에서는 조사대상인 초등학교 학생의 8~15% 내외가 근시이던 것이

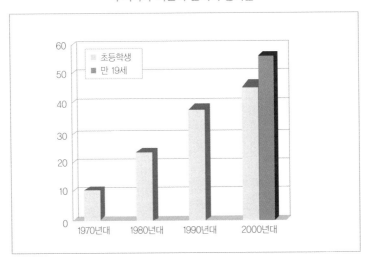

우리나라 어린이 근시의 증가율

1980년대에는 23%, 1990년대에는 38% 내외, 2000년대 이후의 보고들에서는 도시 초등학교 4학년 집단에서 46.2%, 징병검사를 받은 만 19세 청년 집단에서 56.4%로, 과거에 비해 근시가 증가하는 추세를 보이고 있습니다.

이것은 아마도 전반적으로 조기 교육 등으로 인한 평균적인 학업량의 증가, 휴대폰이나 휴대용 디지털 기기 등의 사용 증가와 맞물려 생긴 근거리 작업의 증가로 인한 환경적인 요인에 따른 영향이 있다고 생각이 됩니다.

아이들의 시력 저하를 일으키는 굴절이상

어린이들의 시력장애를 일으키는 굴절이상의 종류로는 근시, 가성근시, 원시, 난시 등이 있습니다. 이 가운데 우리나라에서는 근시가 가장 흔합니다. 대략적으로 굴절이상의 90%가 근시이고, 이 중 30% 정도가 의미 있는 정도의 난시를 동반한다고 보면 됩니다.

굴절이상의 심한 정도를 표시하는 기호로 디옵터(D)라는 단위를 씁니다. 디옵터는 몸무게를 kg, 키를 cm로 재는 것처럼, 굴절이상의 정도를 표시하는 단위이고 숫자가 클수록 굴절이상이 더 심합니다.

대개의 경우 부모님들은 맨눈시력으로 아이의 눈이 나빠지는 정도를 판단하는데, 사실은 시력보다는 굴절이상의 정도인 디옵터의 변화를 눈여겨보아야 합니다.

보통 안경처방전에 써있는 안경도수가 바로 디옵터입니다. 흔히 안경처방전 앞에 써있는 (±)부호는 일종의 약속으로, 근시는 마이너스(−)로 표시하고 원시는 플러스(+)로 표시합니다.

정시와 근시의 비교

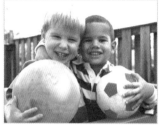 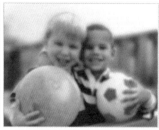

▲ 정시 : 먼 거리와 가까운 거리 모두 선   ▲ 근시 : 물체가 멀수록 흐려 보임
명하게 보임

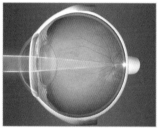 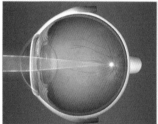

▲ 정시 : 초점이 망막에 정확히 맺힘   ▲ 근시 : 초점이 망막 앞에 맺힘

흔히들 눈이 너무 나쁘면 시력이 마이너스(−)인 것이라고 오해하는 경우가 있는데, 근시를 마이너스로 표시하기로 약속한 것일 뿐입니다.

굴절이상은 다양한 방식으로 시력에 영향을 미칩니다. 알기 쉽게 말하자면 근시는 먼 곳을 잘 못 보고 가까운 곳만 잘 보이

원시와 난시의 비교

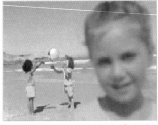
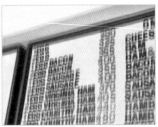

▲ 원시 : 장시간 독서 시에 가까운 물체가 흐려 보이거나 심하면 두통, 집중력 장애를 보일 수도 있음

▲ 난시 : 물체가 2~3겹으로 겹쳐 보임

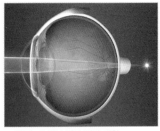
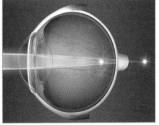

▲ 원시 : 초점이 망막 뒤에 맺힘

▲ 난시 : 초점이 두 곳 이상에 생김

는 것이고, 원시는 그 반대로 먼 곳은 잘 보이지만 가까운 곳을 잘 못 보는 것입니다. 난시의 경우는 축방향에 따라 초점이 여러 군데 맺혀서 사물이 겹쳐 보이는 것입니다.

　가성근시란 것도 있는데 잠깐 동안만 근시가 생긴 가짜 근시를 말합니다. 장시간의 근거리 작업이나, 휴식 없는 독서 등으로 눈을 일시적으로 무리하게 사용한 후에 눈의 초점을 맞추는 모양체근육의 지나친 조절작용(카메라의 auto-focus기능과 비슷한 초점거리 조절작용)으로 인해 실제는 근시가 아니지만 일시적으로 근시상태처럼 되는 현상입니다.

오랫동안 가까운 곳을 무리하게 바라보면 수정체가 두꺼워지고 조절근육이 경직됩니다. 때문에 먼 곳을 보려고 해도 원래대로 돌아오지 않아 먼 곳의 사물이 흐릿하게 보이게 됩니다. 눈의 근거리 작업량이 급증한 요즘 어린이들에게는 당연히 가성근시가 많을 수밖에 없다고 하겠습니다.

문제는 단순히 글자판을 읽는 일반 시력검사로는 가성근시의 판별이 어렵다는 점입니다. 가성근시 여부를 정확히 알기 위해서는 반드시 조절마비제를 점안한 후에 정밀 굴절검사를 해야 합니다. 눈 안의 근육을 휴식시키는 안약(조절마비제)을 점안해 일시적으로 조절근육의 긴장을 풀어주어야만 정확한 시력 측정이 가능합니다.

아이들의 경우 자기 눈과 맞지 않는 잘못된 도수의 안경을 착용하면 가성근시가 진짜 근시로 진행할 수 있기 때문에, 반드시 안과에서 조절마비제란 안약을 사용하여 가짜 근시와 진짜 근시를 구분하여 꼭 필요한 경우에만 안경을 착용하여야 합니다.

만일 가성근시임을 모르고 성급하게 안경 교정을 해주게 되면 안경도수에 맞게 시력이 근시로 적응될 수 있다는 사실을 명심하기 바랍니다.

시력이 나쁜 아이를 어떻게 알 수 있을까

아이들은 시력이 좋지 않아도 특별히 불편을 호소하지 않는 경우가 많습니다. 실제로 시력이 나쁘더라도 이전에 항상 주위 사물을 그 정도로만 봐 왔기 때문에 원래 그렇게 흐린 줄 알지 다른 사람들은 자기보다 더 또렷하게 세상을 보고 있다고는 생각하지 못하기 때문입니다. 따라서 안과전문의의 정기적인 검진을 통한 시력 측정이 꼭 필요합니다.

일부의 경우에는 일상생활 중에서 부모님들이 아이가 시력이 나쁘다는 것을 의심할 만한 몇 가지 증상이 나타나기도 하는데, 이런 경우에는 나이에 상관없이 꼭 안과 검진을 받아야 합니다.

아이들이 빨리 안과 검진을 받아야 하는 경우는 다음과 같습니다.

• 생후 2개월이 지나도 엄마와 눈을 못 맞출 때
• 한쪽 눈을 가리면 심하게 보채거나 짜증낼 때
• 생후 2개월 이후에도 한눈의 시선이나 초점이 똑바르지 않을 때

- 한쪽 눈을 감거나 눈의 위치가 이상해질 때

- 고개를 기울이거나 옆으로 돌려서 볼 때

- 빛을 잘 보지 못하고 눈부셔 할 때

- 걸을 때 자주 부딪히거나 자주 넘어질 때

- TV나 책을 가까이서 볼 때

- 눈을 자주 찌푸린다거나 비비거나 깜박일 때

- 특별한 원인 없이 집중을 못하고 산만할 때

- 부모 중 한 명이 아주 눈이 나쁠 때(고도근시)

 시력검사 결과 눈이 나쁘면
어떻게 해야 할까

　우선 철저하게 안과 검사를 해봐서 시력이 나쁜 원인을 찾아야 합니다. 어떤 질병이 원인이라면 그것을 먼저 고쳐야 하고 근시, 난시, 원시 등의 굴절이상만 있는데 단지 아직까지 안경을 사용하지 않은 경우는 정확한 굴절검사를 시행해서 눈에 꼭 맞는 안경을 사용하기 시작해야 합니다.

굴절이상이 있는 아이들에 대한 시력검사는 한 번만에 끝나지 않는 경우도 많이 있습니다. 어린 아이들은 참을성이 적고 한 곳에 초점을 잘 맞추지 못해서 어른들에게 시행하는 간단한 굴절검사로는 정확하지 않은 결과가 나올 가능성이 높기 때문입니다. 그러므로 눈에 검사용 조절마비안약을 넣어서 초점조절기능을 안정시킨 후에 더 정확한 굴절검사와 시신경 및 망막에 대한 검사를 병행하는 조절마비굴절검사 및 안저검사가 필요합니다. 특히 안과 검진이 처음이거나 사시나 약시가 있다면 이 검사를 꼭 해보는 것이 좋습니다.

이렇게 필요한 검사를 한 뒤 아이의 나이에 따라 안경 착용 여부를 결정하게 됩니다. 약시나 사시가 있거나 굴절이상의 정도가 심한 경우에는 반드시 안경을 써야 합니다. 물론 교정시력이 정상적이면서 굴절이상의 정도가 심하지 않다면 안경 착용을 좀 더 미루고 정기적으로 추적관찰을 하는 경우도 있습니다.

안경을 써야 할 정도의 굴절이상이 있다면, 적절한 시기에 정확히 처방된 안경을 사용하면 대부분의 경우 시력이 정상적으로 발달될 수 있습니다. 물론 안경을 계속 써야 합니다. 추후에 안경을 벗을 수 있다는 의미는 아닙니다.

또한 안경을 사용하더라도 양쪽 눈의 시력 차이가 많이 나는 약시의 경우에는 가림치료를 해야만 합니다. 이것은 정상적인 눈을 하루에 3~6시간 정도 가려서 아직 시력이 발달하지 않은 눈만을 주로 사용하도록 인위적인 조건을 만들어서 나쁜 눈의 시력 발달을 도와주는 방법입니다.

건강 플러스 **약시에서의 안경과 가림치료의 원리**

눈도 초점을 정확하게 맞추어 주면 시신경이 발달하게 되고 그만큼 시력이 좋아지지만, 초점이 흐리면 흐릴수록 그만큼 시력 발달이 뒤처지게 됩니다. 따라서 근시, 난시 등으로 인해 초점이 정확히 맞지 않으면 시신경계통의 성숙이 일어나지 않게 됩니다. 이때 안경으로 정확히 초점을 맞추어 주면 다시 시신경이 발달하게 되고 시력이 좋아질 수 있습니다.

가림치료의 경우도 이와 유사한 원리인데, 양안의 시력이 다르면 시각정보를 전달하는 신경계에서 잘 보이는 눈에서 들어오는 정보만 시각중추로 전달되고, 잘 안 보이는 눈에서 들어온 정보는 무시하게 되어, 결과적으로 한 눈에서 들어온 정보만 사용하게 됩니다. 이 상태가 오래 지속되면 잘 보이는 눈은 시력이 정상적으로 발전하지만, 잘 보이지 않는 눈은 시력이 발달하지 않게 됩니다. 이때 치료목적으로 일부러 잘 보이는 눈을 가려서 사용하지 못하게 하면, 잘 안 보이는 눈만 사용하게 되어 그 눈의 시각정보 전달 신경계통이 재활성화되면서 시력이 점차 좋아지게 됩니다.

잘 보이는 눈을 가려서 약시가 있는 눈으로 보게 하여 시력을 발달시키는 가림

치료는 우리가 역기나 아령을 들고 근육을 단련시켜 근육을 발달시키는 원리와 같습니다. 다만 근육을 단련하는 것과 다른 점이 있다면, 근육이나 다른 신체부위는 어른이 되어

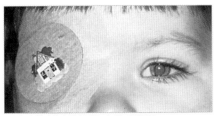
▲ 약시 환자에서 잘 보이는 눈의 가림치료

서도 언제든 단련할 수 있지만, 시력의 경우 8~10세 정도가 지나서 신경계통의 유연성이 줄어들게 되면 더 이상 향상시킬 수 없으므로 반드시 그 이전에 해야 한다는 점이 다릅니다.

 ## 안경을 쓰게 되면 눈이 더 나빠지지 않는가

"아이가 안경을 쓰게 되면 눈이 더 나빠지지 않나요?" 이런 질문을 많이 받습니다. 안경을 쓰는 것이 결코 눈을 더 나쁘게 하지 않습니다. 안경은 근시 혹은 난시가 진행하는데 아무런 영향을 미치지 않습니다.

눈이 나빠진다는 것은 근시 혹은 난시의 도수가 점점 높아진

다는 뜻인데요. 이는 눈의 성장과 관계가 있습니다. 아이들의 키가 자라는 것처럼 눈도 점점 커지게 됩니다.

따라서 근시가 진행되어 눈의 초점이 고정된 상태에서 아이의 키가 큰다면 초점이 맺히는 스크린에 해당하는 망막과 시신경 부위가 점점 더 뒤로 물러난다는 말이고, 시신경에 정확히 초점이 맺히기 위해서 빛을 점점 더 뒤로 보내야 하므로 더 높은 도수의 오목렌즈가 필요하게 됩니다.

이런 안구길이의 성장에 따른 근시의 발생과 진행에 영향을 미치는 원인에 대해서는 많은 가설이 제기되어 왔고, 최근에는 근시 유전자와 관련된 연구들이 활발하게 진행되고 있습니다. 현재까지 확실하게 밝혀진 바는 없으나, 유전적 요소뿐만 아니라 사회·문화적인 배경의 적응 과정이나 여러 환경적 요소, 눈 모임과 조절에 따른 안축장의 증가, 과도한 근거리 작업에 따른 가성근시의 발생 등이 원인으로 여겨지고 있습니다.

결국 안경을 사용하든 안 하든, 대부분의 근시는 점점 심해지게 되고 더 높은 도수의 안경이 필요하게 됩니다. 근시의 진행 정도에 대해서는 연구자마다 약간의 차이가 있는데 보통 초등학교 저학년 때는 1년에 0.53~0.67디옵터 정도, 고학년 때는

0.36~0.52디옵터 정도의 근시가 증가하는 것이 평균적인 것으로 알려져 있습니다.

안경을 썼다 벗었다 하면 눈이 더 나빠진다는 말이 있습니다. 약시인 경우에는 맞는 말이지만 대부분의 경우에는 틀린 말입니다. 약시가 있다면 시각신경계통의 발달을 위해서 꼭 안경을 써야만 합니다. 안경을 벗고 있는 시간이 많으면 가림치료에 대해 익숙해지기도 쉽지 않고, 점점 더 안경을 쓰는 것을 불편해 하기 때문에 꾸준히 쓰게 하는 것이 중요합니다.

그러나 일단 시각신경계의 성숙이 정상적으로 완성되어 교정시력이 정상시력인 성인의 경우 자신의 눈에 맞는 도수의 안경이라면 자신의 필요에 따라서 썼다 벗었다 할 수 있으며 안경 때문에 시력이 더 나빠지지는 않습니다. 하지만 성장기의 어린이인 경우 안경을 사용해야 망막에 선명한 상이 맺혀서 시력이 잘 발달할 수 있기 때문에 가능하면 안경을 쓰고 있는 편이 더 좋습니다.

최근 충북과 서울지역의 초등학교 학생들을 대상으로 한 연구 결과에서 46.2%가 근시라는 대한안과학회의 보고가 있었습니다. 한창 자라나는 초등학교 학생들은 부쩍부쩍 자라나는 키만

큼이나 눈이 빨리 나빠지고(근시의 진행은 어린이의 성장, 발육과 연관성이 큽니다), 이에 따른 시력 저하는 집중력 장애와 학업수행 지연으로까지 이어질 수 있습니다. 따라서 빨리 아이 눈에 맞는 안경을 끼워주는 것이 중요합니다.

그러나 그동안은 자라나는 어린이들의 경우 한번 안경을 쓰면 시간이 지나면서 계속 눈이 나빠져서 안경도수가 올라가는 것을 안타깝게 지켜볼 수밖에 없었습니다. 근시의 진행을 막는 확실한 방법은 아직까지 없지만, 최근 주목받는 방법이 무수술 시력교정술인 드림렌즈(혹은 Ortho-Keratology, OK렌즈) 착용입니다.

드림렌즈는 미국 FDA와 우리나라 KFDA의 공인을 받은 특수렌즈로서, 잠자는 동안만 사용하면 원하는 도수만큼 각막 중심부의 굴절률을 변화시켜 근시의 원인인 볼록한 각막을 필요한 만큼 펴주기 때문에, 깨어있는 시간 동안 렌즈를 끼고 있지 않아도 마치 안경을 쓴 것처럼 정상적인 시력을 유지할 수 있습니다.

드림렌즈는 1998년 미국 FDA의 공인을 받아 안정성과 효능 면에서 인정을 받았으며, 이듬해 국내에 출시되어 현재까지 사용되어 왔습니다. 나이와 관계없이 누구나 사용 가능하며 심한 근시(약 -6~-7디옵터까지)라도 교정 가능합니다. 렌즈는 약 2년 정도마다 교체하면 되고 산소투과율이 매우 높은 특수재질로 제조되어 부작용이 일반 콘택트렌즈보다도 훨씬 적습니다.

자꾸 흘러내리고 코가 눌리는 안경을 써야 한다는 불편함이 없어진다는 장점 이외에도, 최근에는 드림렌즈를 사용함으로써 부분적으로 근시 진행을 억제하는 효과를 보였다는 연구결과들이 보고되고 있습니다.

이 연구에 따르면 안경을 끼면 근시도수가 일년에 평균 −0.51디옵터가 증가하지만, 드림렌즈 사용 시 −0.13디옵터만 증가했다는 결과를 보여 주목을 받았습니다. 이 결과를 보면, 결국 초등학생의 경우 안경도수가 너무 많이 올라가기 전에 드림렌즈 시술을 받는 것이 근시 진행을 억제하는 데 보다 효과적이라고 할 수 있겠습니다.

드림렌즈 가능 여부를 알아보려면 일단 전문안과에 가서 몇 가지 검사를 받은 후 드림렌즈가 가능한 상황인지를 확인하고, 일반적인 콘택트렌즈 관리법과 렌즈 사용법에 대해 교육을 받은 뒤 당일 또는 수일 내에 렌즈를 시작할 수 있습니다.

안경 없는 편리함과 근시 진행을 막는 드림렌즈를 안전하고 효과적으로 사용하려면 사용초기에 정기적으로 안과를 방문해서 콘택트렌즈 관리는 잘 하는지 등에 대해서 철저한 관리를 받아야 합니다.

드림렌즈의 장점을 살펴보면 다음과 같습니다.

- 안경을 안 쓰고도 활동시간에 정상시력을 유지할 수 있다.
- 근시 진행을 막아준다(근시진행 억제효과).
- 원칙적으로 잠잘 때만 착용하기 때문에 부모님의 통제하에 사용하게 되므로 렌즈의 분실위험이나 손상위험이 적다.
- 만일 결과가 만족스럽지 않거나 부작용이 생길 경우 시술을 중단하면 원래의 상태로 돌아가기 때문에 수술과는 달리 가역성이 있다.

반면에 드림렌즈는 다음과 같은 단점이 있습니다.

- 밤에 착용해야 하며, 나이가 어린 아이들은 부모님이 착용 및 관리를 도와주어야 한다.
- 잠잘 때 렌즈의 위치와 잠자는 시간에 따라 낮의 시력이 약간 차이가 날 수 있다.

- 근시 도수가 높은 경우 시술 초기에는 야간에 불빛이 번져 보이거나 시력이 덜 나오는 증상이 있을 수 있다.
- 드림렌즈도 RGP(Rigid Gas Permeable)렌즈처럼 철저한 청결관리가 필수적이다. 이를 소홀히 하면 눈곱, 충혈 등의 렌즈 트러블이 생길 수 있고, 이를 방치할 경우 드물지만 각막염 등의 심각한 합병증이 생길 수 있다.

 ## 아이들의 눈건강을 위해 알아두어야 할 점

어린이들의 건강한 눈을 위한 평소 관리법은 우선 골고루 잘 먹고 충분한 숙면을 취하는, 어쩌면 당연하리만큼 기본적인 것부터 시작됩니다.

또한 건강한 눈을 위한 바른 생활습관이 필요합니다. 독서를 하거나 필기를 하는 자세를 바로 하고, 특히 엎드리거나 누워서, 흔들리는 차 안에서 책을 읽지 않도록 합니다.

책과 눈과의 거리는 30cm정도 떨어져 보고 TV, 컴퓨터, 비디오 등 눈의 피로를 가중시키는 시각활동 시에는 50분 간격으로 10분 정도 중간휴식을 취해야 합니다. 중간휴식 시에는 가만히 눈을 감거나 먼 곳의 물체를 바라보는 것이 좋습니다.

독서할 때 조명은 너무 어둡거나 밝지 않도록 500Lux 내외로 유지해 주며, 오른손잡이의 경우 빛은 왼쪽 위에서 비추는 것이 좋습니다.

건강 플러스 어린이 눈건강 수칙 8계명

1. 안과검사는 늦어도 만 3~4세부터 시작
2. 1년에 두 번 정기적인 안과 검진
3. 독서 시 적당한 조명(300~500Lux)과 바른 독서습관(바른 자세와 1시간당 10분 휴식)
4. 지나친 TV 시청과 휴대용 게임기 사용 자제
5. 정확한 안경처방과 착용
6. 청결한 개인위생
7. 균형 잡힌 식사와 적당한 운동
8. 부모의 지속적인 관심

02 어린이 눈썹찔림

 눈썹찔림 증상은 무엇인가

가끔 아이가 이유 없이 눈을 깜빡이면서 찡그린다거나, 눈에 무언가가 들어갔다고 비빈다거나 하는 경우가 있습니다. 이런 경우 맨눈으로 봤을 때 아이의 아래 속눈썹 방향이 아래쪽이 아니라 앞쪽으로 되어있다거나 심한 경우 다음의 사진처럼 위쪽을 향해 있다면 덧눈꺼풀(부안검, epiblepharon)로 인한 눈썹찔림이라는 질환을 의심해봐야 합니다.

눈물을 유난히 많이 흘리거나 햇빛을 잘 보지 못하고 눈부셔 하거나, 자극으로 인해 눈에 손이 자주 가기도 하고, 다른 아이

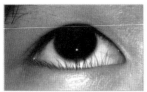

▲ 속눈썹의 방향이 위쪽을 향하고 있다.

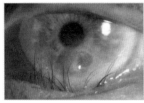

▲ 속눈썹이 닿는 부위에 각막 껍질세포가 손상을 받았고, 그 자리에 감염이 생기면 심한 염증이 생길 수도 있다.

들보다 결막염 등에 자주 걸리는 증상이 있을 수도 있습니다.

한두 개 정도의 속눈썹만 방향이 잘못된 경우나 엉뚱한 곳에 나 있는 경우라면 가까운 안과에서 뽑아버리면 되지만, 덧눈꺼풀로 인한 눈썹찔림인 경우는 좀 다릅니다.

왜냐하면 일단 너무 많기도 하고 자주 뽑아야 하는 상황이 아이한테 큰 스트레스일 뿐더러, 힘들게 뽑다가 속눈썹이 뽑히지 않고 중간에서 끊어지면 짧게 끊어진 속눈썹이 각막에 더 큰 손상을 줄 수도 있기 때문입니다. 설사 깨끗이 뽑아지더라도 새로 자라난 짧은 속눈썹의 끝이 닿게 되면 긴 속눈썹의 중간이 닿는 것보다 각막에 더 큰 손상을 주기 때문에 속눈썹을 뽑는 것은 그리 바람직한 방법은 아닙니다.

덧눈꺼풀은 주로 동양인의 아래눈꺼풀에서 발생하는데 드물게 윗눈꺼풀에도 생길 수 있습니다. 주로 아래눈꺼풀의 코쪽 눈구석 아래쪽 피부가 과다하거나, 눈둘레근(흔히 애교눈살이라고

하는 부분)의 근육이 좀 크거나, 눈 끝에서 코로 이어지는 부분에 몽고주름이라고 불리는 안쪽 눈구석주름(epicanthus)이 큰 경우에 발생합니다. 이로 인해 아래쪽의 속눈썹들이 말려 올라가면서 눈썹의 방향이 정상적인 경우보다 더 위쪽을 향하게 되고, 특히 책을 보거나 공부할 때와 같이 아래쪽 방향을 볼 때 각막이 아래쪽으로 내려오고 피부가 더 속으로 말리면서 속눈썹이 각막을 더 찌르게 됩니다.

 눈썹찔림증은
어떻게 치료하는 게 좋은가

눈썹이 찔려서 생긴 결막이나 각막의 상피(껍질세포)가 손상된 부위로 감염이 더 쉽게 일어나기 때문에 만약 충혈이 되거나 눈곱이 끼는 각막염, 결막염 등은 그때 그때 잘 치료해 주는 것이 필요합니다. 정기적으로 안과에서 진찰을 받는 것이 중요한데, 눈썹이 찌르는 것은 맨눈으로 볼 수 있지만 각막이 손상된 정도를 정확히 알기 위해서는 꼭 안과전문의의 진료가 필요합니다.

아이가 자라면서 대개는 콧날이 서고 얼굴 윤곽선이 뚜렷해지면서 호전되는 경향이 있습니다. 그러나 코쪽 눈썹이 많이 닿는 경우 저절로 좋아지기가 쉽지 않습니다. 눈썹찔림이 심하여 자주 각막염이나 결막염이 생기는 경우 또는 난시가 심하면 조기에 수술적으로 치료하기도 합니다.

꼭 수술적 치료가 필요한 경우라면 더 일찍 하기도 하지만 대개 만 3세 정도까지는 염증이 생길 때마다 안약 등으로 치료를 하고 경과 관찰을 합니다. 수술은 꼭 필요한 경우, 즉 3세가 넘어서도 눈썹의 대부분이 검은 눈동자(각막)에 가 닿으면서 심한 염증을 유발할 우려가 있는 경우와, 이로 인해 나중에 각막의 혼탁이 발생하여 시력에 영향을 미치는 경우에 고려합니다. 수술 후 대부분은 더 이상 눈썹이 찌르지 않으나 시간이 지나면서 얼굴 윤곽이 변하면 눈썹이 다시 찌르는 경우도 있습니다.

만 3세가 되기 전에 수술을 하지 않는 이유는 그 정도의 나이가 되면 저절로 눈썹이 덜 찌르게 되는 경우도 많고, 그 정도의 나이까지는 속눈썹이 비교적 얇고 부드럽기 때문에 각막에 심한 손상을 입히지 않기 때문입니다.

어린이 눈물흘림

 눈물흘림 증상이 있을 때
어떻게 해야 할까

　어린 아기의 경우 갓 태어날 때 눈 안쪽에서 코 속으로 통하는 눈물길 배출로의 코쪽 출구가 막혀있거나 좁아진 상태로 태어나는 경우가 10% 정도에서 있습니다. 만일 선천성 코눈물관 폐쇄나 협착이 있다면, 막혀있는 정도에 따라 이유 없이 눈물이 주르륵 흐르거나 속눈썹 주변에 젖은 눈곱이 많아지게 됩니다.

　다행스럽게도 생후 6개월 이내에 진단을 하여 눈물길 마사지와 안약으로 치료하면 대개 좋아집니다. 생후 6~8개월까지 좋

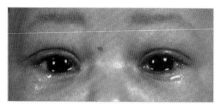
▲ 선천성 코눈물관 폐쇄로 항상 눈물이 고여있고 젖은 눈곱이 끼어있는 양상을 보인다. 충혈은 상대적으로 많지 않다.

아지지 않으면 점안마취 후 탐침법으로 눈물이 내려가는 길을 뚫어주면서 넓혀주는 경우도 있습니다. 한두 차례 뚫어도 증상의 호전이 없는 경우는 1~2세 사이에 가느다란 실리콘 눈물길 확장관을 눈물배출로에 넣어주는 시술을 해주면 좋아집니다.

그러나 제때 수술을 받지 못하고 치료가 지연되는 경우에는 수술성공률이 점차 떨어지게 되므로 아기들이 눈물을 늘 흘리고 눈물이 항상 고여 있거나 눈곱이 많이 끼면 생후 6개월~1년 이내에 안과에서 빨리 진단을 받아보는 것이 좋습니다.

04 어린이 가성사시

 가성사시는 그냥 놔둬도 괜찮을까

부모님이 아이의 눈이 안으로 몰려 보인다며 안과에 데려오는 경우가 종종 있습니다. 그

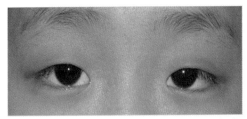

▲ 왼쪽 눈이 안쪽으로 몰려 보이지만 사실은 왼쪽 코쪽 눈꺼풀 피부가 발달하여 눈이 많이 가려서 그렇게 보이는 가성내사시이다.

런데 대부분의 경우 사진의 왼쪽 눈과 같이 동양인 어린이에 흔한 안쪽눈구석주름(몽고주름)이 발달되어 피부가 눈 안쪽을 가려

서 몰리는 것처럼 보이는 가성내사시입니다.

 이 경우 자라면서 콧날이 서면 대개 좋아지지만 커서도 계속 그러면 눈매교정술을 통해서 미용적인 개선이 가능합니다. 하지만 가끔은 실제로 사시가 같이 있는 경우도 있으니 한 번쯤은 꼭 안과에 내원해서 검진을 받는 것이 좋습니다.

05 여름철 전염성 눈병과 눈관리

 여름철 물놀이와 전염성 눈병

여름철에 갑자기 눈물과 눈곱이 생기고 충혈되면서 모래가 들어간 것처럼 눈이 까끌거리고 아픈 증상이 생기면 가장 먼저 의심해야 할 질병이 여름철의 불청객 전염성 결막염입니다. 전염성 결막염은 좀더 구체적으로는 유행성 각결막염, 급성출혈성 결막염, 인두결막염으로 분류할 수 있습니다.

이 세 가지 눈병은 모두 바이러스가 원인인데 그 종류는 다르지만 증세나 치료, 예방이 거의 같기 때문에 모두 묶어서 함께 전염성 눈병이라고 말하기도 합니다.

지금부터 세 가지 전염성 눈병의 특징을 좀더 자세히 살펴보겠습니다.

① 유행성 각결막염

유행성 각결막염은 세 가지 전염성 눈병 중 가장 흔하며 매우 강한 전염성이 있다는 특징이 있습니다. 보통 3~5일 정도의 잠복기 이후에 나타나며, 눈의 지속적인 충혈과 눈곱이 생기고 눈에 가벼운 통증이 같이 있는 경우가 많으며, 귀 아래쪽으로 임파선이 부어 덩어리가 만져질 수도 있습니다.

원인 바이러스가 감기를 일으키는 바이러스와 겹치기 때문에 일종의 눈에 걸리는 심한 감기처럼 생각하면 됩니다. 몸살이 심하면 팔다리의 임파선이 붓는 것처럼 귀쪽의 임파선이 커질 수 있습니다.

보통 한쪽 눈에서 증상이 시작되지만, 다른 쪽에도 증상이 없을 뿐 바이러스가 잠복해 있기 때문에, 시간 차이를 두고 양쪽 모두 증상이 나타나는 경우가 90% 이상입니다.

적절한 치료를 받으면 대개 2~3주 안에 증세가 호전되나, 증상이 심해져서 눈꺼풀 결막에 막이 생기거나 각막염과 같은 합병증이 생길 정도로 발전하면 치료기간도 연장되고 미세각막혼탁이 생겨 심하면 시력 저하와 빛번짐 현상이 생길 수도 있습니다.

② 급성출혈성 결막염

급성출혈성 결막염은 '아폴로 눈병'이라고도 하는데, 충혈이 단시간 내에 급격히 진행하는 특징이 있습니다. 잠복기가 하루 정도로 매우 짧고, 결막 혈관에서 미세출혈이 생겨서 심한 결막 출혈이 되기 때문에 눈에서 피가 난다고 할 정도로 심하게 충혈 되는 것이 특징입니다.

하지만 모양과는 달리 다행스럽게도 대개 병의 경과는 유행성 각결막염보다 짧고 후유증도 적은 것으로 알려져 있습니다.

③ 인두결막염

인두결막염은 주로 어린이들에서 많으며 감기 증세와 동반되어 혹은 약간 앞서거나 뒤서거나 하는 정도로 눈의 충혈, 눈곱, 이물감이 생깁니다. 어른인 경우는 눈에만 증세가 오는 경우가 많으나, 아이들인 경우 전신 발열과 인두통이 같이 있는 특징이 있어서 다른 질병으로 구분되어야 합니다.

전염성 눈병의 관리

전염성 눈질환들은 모두 바이러스에 의한 것이며 항바이러스제와 같은 치료보다는 주로 증세를 완화시키는 치료를 하게 됩니다.

충혈이 심하면 충혈을 없애는 약을 사용하고 통증이 심하면 통증을 완화시키는 약을 사용하게 되는데 함부로 약을 사용하게 되면 녹내장이나 각막궤양 등의 합병증을 야기할 수도 있으므로 꼭 안과전문의의 검진하에 약을 사용하여야 합니다.

여름철 눈병은 어떠한 치료보다도 예방이 중요합니다. 주로 직접적인 접촉이나 눈병 환자가 만진 물건에 의한 간접적인 접촉에 의해 눈병이 전염됩니다. 워낙 전염성이 강해서 쳐다보기만 해도 옮는다는 말이 있을 정도이지만 실제로 보는 것만으로는 전염되기는 어렵습니다. 가장 흔한 전염로가 바로 손을 통한 것이기 때문에 무엇보다 손을 잘 씻고 되도록이면 눈을 만지지 않아야 합니다.

수영장에 간 경우 각별히 주의해야 합니다. 소독상태가 불량한 수영장이라면 수영장 물에서 바이러스에 감염될 수도 있기 때문에 수영장에서 나오면 항상 흐르는 깨끗한 물로 눈을 깜빡이면서 씻어주거나 인공눈물로 씻는 것이 좋습니다.

주변에 눈병 환자가 있다면, 눈병 환자가 만진 수건이나 베개는 같이 사용하지 않아야 합니다. 이런 물건을 만진 경우에는 꼭 손을 씻고 자신의 눈을 만지지 않는 것이 중요합니다.

2부 성인 눈건강

모든 병이 그렇듯이 눈질환 역시 발병하기 전에
미리 예방하는 것이 가장 바람직합니다.
건강한 눈을 지키기 위한 방법을 제대로 알고
정기적으로 검진하는 것도 필요합니다.
그리고 일단 눈에 문제가 생기더라도 조기에 치료하면
문제를 최소한으로 줄일 수 있습니다.

01

봄철 황사와 연관된 눈질환

 봄철 황사로 인한 눈질환

황사가 오는 봄철은 많은 사람들이 건강을 우려하고 걱정하는 계절입니다. 이 시기는 공기가 심하게 오염되고 호흡기질환 등 건강상 많은 피해가 생기기 때문입니다. 특히 황사 바람이 불고 꽃가루가 날리기 시작하면 가장 괴로운 부위가 바로 눈인데, 봄이면 가려움증이나 충혈, 눈이 부어오르는 증세를 호소하는 환자들이 많아집니다.

대부분 자극성이나 알레르기성에 의한 결막염 환자인 경우가 많은데, 황사나 꽃가루 등 작은 입자가 눈에 닿으면서 눈에 자극을 주고, 습관적으로 눈을 비비게 되면서 각막에 상처를 내기 쉽기 때문입니다.

황사는 먼지 자체도 큰일이지만, 중국의 공단지역을 통과하면서 날아오는 각종 중금속 등의 오염물질과 바이러스, 세균 등의 병원균이 포함되기에 주된 문제가 됩니다.

황사현상 때문에 생기는 눈질환에는 먼저 황사먼지 자체로 인한 알레르기성 결막염과, 황사 먼지 속에 포함된 여러 가지 종류의 중금속 때문에 생기는 자극성 결막염, 그리고 황사 먼지로 인해 눈 점막이 손상받아 바이러스나 세균이 침투해서 발생하는 감염성 결막염이 있습니다.

서로 약간 다른 임상양상을 보이는데, 알레르기성 결막염은 충혈과 함께 눈꺼풀이 붓고 많이 가려우며 찐득찐득한 흰 분비물이 나옵니다.

먼지에 의한 자극성 결막염은 안구건조증과 같이 동반되어 눈이 뻑뻑하거나 자극성 눈물이 나고 빨갛게 충혈되고 눈 속에 뭔가 들어간 것 같은 이물감이 심한 것이 특징입니다. 이때 이물감이 있다고 눈을 심하게 비비면 각막에 상처가 나서 더 악화되므로 주의해야 합니다. 적절한 이물 제거와 함께 인공눈물약의 점안이 증상을 완화시킬 수 있습니다.

바이러스나 세균에 의한 감염성 결막염은 심한 충혈과 함께 노란 눈곱이 많이 끼는 것이 특징이며, 전염성이 있으므로 타인과의 접촉을 제한하여야 합니다.

 황사와 연관된 눈질환의 예방과 치료

모든 질환이 다 그렇듯이 황사에 의한 눈질환도 치료보다는 예방이 더 중요합니다. 황사가 많은 날의 경우 가능한 한 외출을 삼가는 것이 가장 좋은 방법입니다. 부득이하게 외출을 하였다면 귀가 후 손을 깨끗이 씻고, 이물감이 있다면 눈을 깨끗한 생수나 식염수로 씻어주는 것이 좋습니다.

황사로 인한 이물감이나 알레르기에 의해 가려움증이 심하다고 눈을 자주 만지고 비비게 되면 눈에 상처가 나고 증상이 더악화될 수 있습니다. 눈을 함부로 심하게 비비지 말고 눈을 깨끗이 세척 후 얼음주머니 등으로 냉찜질을 해주면 가려움증이 많이 해소됩니다. 그래도 이물감과 가려움증이 계속되거나 노란 눈곱이 많이 낀다면 자가치료로는 호전이 안 될 정도로 심한 경우이므로 즉시 가까운 안과에 가서 치료를 받아야 합니다.

황사철에는 렌즈를 착용하는 사람들의 고통이 특히 더 큽니다. 렌즈를 착용하는 경우 이물질이 들어가면 세척으로 제거가 어렵고 자극과 염증도 심해지므로, 황사가 심할 때는 되도록이면 렌즈를 피하고 안경을 착용하거나 보호용 선글라스를 착용하는 것이 좋습니다.

안경 착용은 업무특성이나 미용상 어렵고, 렌즈를 끼면 충혈과 알레르기가 반복되어 괴로운 여성의 경우 좋은 시력과 눈의 편안함을 같이 보장할 수 있는 M-라섹 등을 고려해 보는 것도 한 방법이라 할 수 있습니다.

02

시력교정수술 - 라식, 라섹, 안내렌즈삽입술

 시력교정수술의 원리

시력교정수술은 크게 각막굴절교정수술과 수정체굴절교정수술로 나눌 수 있습니다.

맨눈시력을 떨어뜨리는 가장 큰 원인인 근시는 안구의 크기와 안구의 굴절력간의 불균형에 의한 것이므로 이 둘 중 하나를 고쳐야 하는데 눈의 크기를 조절할 방법은 없으므로 굴절력을 조정하는 수술을 하게 됩니다. 눈에서 굴절현상을 일으키는 두 가지 주된 구조물이 '각막'과 '수정체'이므로 이들 구조물의 굴절력을 늘이거나 낮춤으로써 안구의 크기와 균형을 맞추어 주는 것이 굴절수술의 원리입니다.

각막굴절교정수술은 라식과 라섹으로 대표되는 엑시머레이저 수술이 주가 되고, 수정체굴절교정수술은 안내렌즈(ICL)삽입술을 비롯한 여러 가지 유수정체인공수정체 삽입술과 굴절교정수정체교체술(투명수정체적출술)이 있습니다.

라식, 라섹 등 엑시머레이저 각막굴절교정수술은 현재 근시, 난시, 원시의 교정을 위하여 가장 광범위하게 적용되고 있는 방법입니다. 환자의 안구의 크기에 맞게 각막의 굴절력을 변화시키는데, 엑시머레이저를 이용하여 각막조직의 일부분을 절삭하여 각막의 굴절력을 바꾸는 것이 그 원리입니다.

근시의 경우는 각막의 중심부분 조직을 일부 절삭하여 각막을 원래보다 편평하게 만들어 굴절력을 줄이게 되고, 원시의 경우는 각막의 주변부분을 일부 절삭하여 가운데가 더욱 볼록하게 하여 굴절력을 증가시킵니다.

수정체굴절교정수술은 과거에는 수정체를 완전히 제거하고 환자의 눈의 크기에 맞는 도수의 인공수정체를 삽입하여 굴절이상을 교정하는 투명수정체적출술 혹은 굴절교정수정체교체술을 시행하였습니다.

그런데 사람의 수정체와는 달리 인공수정체는 조절력이 없어 뚜렷이 보이는 거리가 일정 거리로 제한되는 단점이 있어 현재는 그 적용범위가 제한적인 수술방법입니다. 그러나 최근 다초점 인공수정체의 발전이 가속화됨에 따라 백내장 수술뿐만 아니라 굴절교정수정체교체술 이후에 다초점 인공수정체를 사용할 경우 이런 한계가 상당 부분 극복되었습니다.

또한 본격적으로 국내에서 시술되고 있는 굴절교정수술 방법으로 안내렌즈삽입술이 있는데 이는 라식수술을 받았을 경우 합병증 발생의 우려가 있는 −8에서 −10디옵터 이상의 초고도근시 환자에서 좋은 결과를 가져올 수 있는 방법으로 각광을 받고 있습니다.

대표적인 인공렌즈로는 ICL, 알티산렌즈 등이 있으며 가장 큰 장점은 환자의 각막이나 수정체를 전혀 손상시키지 않고 인공렌즈를 삽입하기 때문에 회복이 빠르고 문제가 생기면 다시 제거할 수 있다는 것입니다. 특히 ICL렌즈는 소프트렌즈와 같이 부드러운 재질로 만들어져 있어 흔히 '콘택트렌즈이식수술' 이라는 별칭으로 불리기도 합니다.

엑시머레이저란 무엇인가

엑시머(Excimer)는 'Excited Dimer'의 약자로 안정상태에서는 단량체로 존재하는 알곤(Ar)과 불소(F)가 고전압이 걸려 흥분상태가

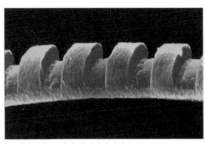
▲ 머리카락 표면의 엑시머레이저

되면 이량체로 변하는 것에서 비롯된 말입니다.

흥분상태의 알곤 플루오라이드(Argon Fluoride) 혼합가스는 다시 안정된 상태로 돌아오면서 193㎚ 파장의 원자외선 방출광을 내보내게 되는데 이것이 엑시머레이저입니다. 열로 인한 손상이나 충격에 의한 기계적 손상을 주지 않으면서 레이저가 조사된 각막 조직의 분자결합 부위만을 파괴시키기 때문에 'Cool Laser'라고도 불립니다.

엑시머레이저는 뛰어난 조직 절제효과와 연마효과가 있으며, 조직의 변형 없이 컴퓨터 제어에 의해서 필요한 각막 부위만을 정확하게 절제, 연마하여 시력을 교정할 수 있어 레이저 시력교

정수술에 주로 쓰이고 있습니다.

현대 안과학 레이저 치료술의 결정체인 엑시머레이저 시술법은 1975년 처음 개발되었으며, 1983년 미국의 안과의사인 트로켈(Trokel)이 각막에 처음 조사함으로써 임상의료에 이용되기 시작했습니다. 1995년 10월에는 미국 FDA의 공식 승인을 받아 그 안전성과 정확성을 인정받았습니다.

 ## 라식과 라섹은 어떻게 다른가

라식(LASIK : Laser In-situ Keratomileusis)은 앞서 설명한 바와 같이 엑시머레이저 각막굴절교정수술의 한 방법으로 굴절이상 중 특히 젊은이들에게 많은 근시, 난시의 교정을 위하여 전 세계적으로 가장 널리 시술되고 있으며 안전성, 효과 및 예측도가 가장 높은 시력교정수술입니다.

엑시머레이저 각막굴절교정수술 중에서 최초로 사용한 방법은 흔히 '엑시머수술'로 일반인들에 의해 약칭되던 PRK(Photo

Refractive Keratectomy)라는 방법이었습니다. 이것은 각막의 상피세포를 벗겨내고 각막의 표면을 절제하는 방법이었는데 가장 큰 단점으로 수술 직후 심한 통증을 유발하고 근시가 심한 환자에서 각막혼탁이나 근시 재발의 합병증이 잦아 이런 부작용을 극복할 수 있는 방법으로 개발된 것이 라식입니다.

라식수술은 엑시머수술(PRK)과 미세각막절제술을 혼합한 수술방법으로서 1990년 그리스의 펠리카리스(Pallikaris) 박사가 처음으로 고안하였습니다.

1950년대에 영국의 의사 바라커(Barraquer)가 개발한 미세각막절제술은 고도근시 환자의 각막 표면의 조직을 기계를 이용해 일부분 절제해내는 수술이었으나 정확도가 떨어지고 수술법이 난해한 단점이 있었습니다. 그리고 1980년도 초반에 트로켈(Trokel)에 의해 개발되어 활발하게 시술되어 오던 엑시머수술은 매우 안전하고 정확한 장점이 있었으나, 고도근시 환자에는 각막혼탁이 생기거나 퇴행에 의해 효과가 떨어지는 단점이 있었습니다.

라식은 이와 같이 고도근시 수술에서 나타나는 두 가지 수술방법의 문제점을 해결하기 위해서 두 가지의 장점을 합하여 개발되었으며, 현재는 시술의 우수한 결과로 그 적용범위가 확대되어 중등도 근시나 경도 근시에서도 많이 사용되고 있습니다.

1990년대 중반 이후 보편화되기 시작한 라식은 과거 엑시머 수술과 달리 각막상피를 다치지 않으므로 통증의 유발이 없고 시력의 회복이 빠르며 각막혼탁이나 근시의 재발이 적어 획기적인 시력교정수술법으로 인정을 받게 되었습니다.

이 수술의 원리는 각막두께(약 0.5mm)의 약 1/4 정도의 두께를 가지는 원형 절편을 미세각막절개도를 이용하여 만들고 그 절편의 아래 실질을 자기 눈의 도수만큼 레이저로 절제하는 것입니다. 과거 엑시머수술과 달리 각막 표면이 아닌 각막의 중간층을 깎아내는 수술방법입니다.

라식은 수술 시 엑시머레이저를 이용한다는 점에서 과거 엑시머레이저 수술과 비슷하지만, 고도근시의 교정에서 기존의 엑시머수술이 보이던 수술 후 각막의 혼탁, 근시로의 퇴행 등의 문제점을 해결함으로써 한 단계 업그레이드된 수술이라 할 수 있습니다.

라식수술의 장점은 통증이 거의 없고 하루 만에 상당한 시력 회복을 기대할 수 있다는 점입니다. 때문에 요즘은 고도근시뿐 아니라 경도 및 중등도 근시, 기타 난시와 원시 모두 라식이 흔히 선택되고 있습니다.

최근에는 레이저와 각막절삭기의 발달로 인해 수술 후 눈부심이나 퍼져 보임 현상 등 부작용이 현저히 줄어들었으며, 수술결과의 정확도도 매우 향상되어 라식수술이 보편화되어 시행되고 있습니다.

그러나 비록 과거 굴절교정수술의 안정성에 대한 지식이 부족하였을 때이기는 하지만, 동일한 도수를 교정하더라도 라식의 경우 엑시머에 비해 더욱 각막의 깊은 부분을 수술하게 되어 각막의 기계적 안정성을 저해하는 경향이 발견되었고 이로 인해 매우 드물기는 하나 원추각막과 같은 합병증의 발생이 발견되면서 다시 엑시머와 같은 각막표면수술이 관심을 받게 되었고 그 흐름에 맞추어 '라섹(LASEK : Laser Epithelial Keratomileusis)'이 개발되었습니다.

라섹은 1999년 이탈리아의 카멜린(Camellin) 박사가 고안한 시력교정수술입니다. 엑시머수술(PRK)과 라식의 장점을 취합한 방법으로, 엑시머수술 시 각막상피세포를 벗겨내어 버렸던데 반해 라섹에서는 알코올을 이용하여 각막상피층을 라식의 절편 형태로 벗겨낸 후 수술을 종료할 시점에 다시 상피층을 덮어주는 방법입니다.

따라서 엑시머에 비해 통증 유발이 덜하고 시력회복이 빠르다는 장점이 있습니다. 수술 후 각막이 너무 많이 얇아지면 안압의 지속적인 영향에 의해 각막 후면이 앞으로 밀리면서 근시가 다시 생기거나 심하면 원추각막과 같은 합병증이 발생하는데, 라섹은 잔여각막 두께를 라식수술보다 100마이크론 정도 더 두껍게 남기기 때문에 수술 후 안압에 의한 영향을 거의 받지 않는 장점이 있습니다.

또한 라섹은 눈이 작거나 각막이 얇은 경우, 콘택트렌즈를 오래 착용해서 신생혈관이 각막으로 많이 들어간 경우 등과 같이 라식수술이 힘든 경우에도 시술할 수 있습니다.

라섹수술은 라식의 빠른 회복력을 최대한 응용하였기 때문에 엑시머수술보다는 빨리 일상생활로 복귀할 수 있다는 장점이 있습니다.

최근에는 M-라섹이라는 방법이 고안되었는데, 기존 라섹수술의 가장 큰 문제점으로 지적되던 각막혼탁과 근시퇴행의 발생을 최소화하기 위해 라섹수술 시 각막혼탁 발생을 억제하는 약물 치료를 병행하는 수술법입니다.

고도근시의 경우 일반 라섹이나 엑시머레이저수술을 하면 레이저 조사 부위에 각막혼탁이 발생하여 시력 저하가 초래될 가능성이 있습니다. 이는 수술 부위에서 과증식되는 섬유조직에 의한 것으로 M-라섹수술 시에는 약물의 효과로 섬유조직의 증식이 억제되어 혼탁의 발생이 미미하여 시력에 거의 영향을 미치지 않습니다.

가장 최근에는 라식, 라섹의 절편제작 방법의 일부 변형으로 레이저라식, 노터치라식, 에피라식 등 다양한 수술방법들이 소개되고 있습니다.

요약하면, 라식은 회복이 빠르고 편안하며 안전한 수술입니다. 그러나 드물게 각막절편과 관련된 심각한 부작용이 생길 수 있고, 수술 후 4~5개월가량 일시적으로 안구건조증이 더 심해지며, 눈 외상에 약하기 때문에 스포츠를 좋아하는 사람은 각별히 주의해야 합니다.

라섹은 수술과정 중의 부작용이 거의 없고 장기적으로도 안전하지만 느린 시력회복 속도와 각막미세혼탁의 위험성, 수술 후 초기 통증이 심한 것이 단점이었습니다.

라식과 라섹 수술방법 비교

라섹(Lasek) | 각막상피 Flap & Laser

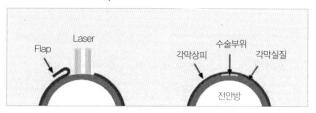

라식(Lasik) | (각막상피+각막실질)의 Flap & Laser

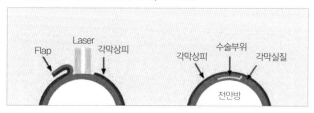

그러나 레이저 기기의 발달과 무통 라섹이 개발되어 수술 후 통증과 염증이 적고 시력회복이 빨라서 수술 후 3~4일 만에 일상생활이 가능합니다.

앞에서 이미 소개했듯이 최근에는 회복 빠른 저통증 라섹으로 혼탁 없는 M-라섹 즉, 상피재생속도가 빨라서 빠른 일상생활로의 복귀가 가능한 일명 '메가(MEGA)' 라섹이 개발되어 각광을 받고 있습니다.

70

맞춤형(Customized) 시력교정수술

엑시머레이저를 이용한 각막굴절교정수술 분야는 안과에서 가장 빠른 속도로 발전하고 있는 분야 중의 하나인데 최근에 일어난 발전 중에 가장 주목할 만한 것이 맞춤형 수술의 도입이라고 할 수 있습니다.

맞춤형 수술, 웨이브프론트 수술, 커스텀 라식 등 다양한 이름으로 불리는 이 신기술은 수술 후 시력의 기대치를 한 단계 높이는 계기를 마련했습니다.

맞춤형 시력교정수술이란 개개인의 각막에 가장 적합하도록 각막을 절삭하는 방법을 말합니다. 환자의 나이나 직업에 따라 각막의 두께에 따라 각막의 절삭 정도를 조절하는 것은 물론이며, 기존의 수술방법이 근시와 난시만을 교정할 수 있는데 반해 맞춤형 수술에서는 부정난시까지 교정하여 수술 후 맨눈시력의 향상뿐만 아니라 과거 수술환자에서 적지 않게 경험했던 부작용 중 하나인 번짐, 달무리현상 등의 야간시력장애를 최소화할 수 있습니다.

이는 수차분석기라는 검사기구의 개발을 통해 가능해졌으며 근시, 난시, 원시 이외에 굴절이상의 약 10%를 차지하는 고위수차를 측정할 수 있게 됨으로써 이를 치료하는 것도 가능하게 된 것입니다.

흔히 웨이브프론트 수술과 일반 라식은 맞춤식 양복과 기성복에 비유합니다. 같은 키와 몸무게를 가지고 있더라도 개개인의 체형이 다르므로 기성복은 완벽하게 몸에 맞을 수가 없습니다. 마찬가지로 각막의 수차는 지문과도 같아서 근시와 난시의 정도가 같다고 하더라도 수술을 위한 수차분석기의 결과는 눈마다 차이가 있습니다.

따라서 근본적으로 일반 라식과 웨이브프론트 라식은 수술을 위한 밑그림부터가 다르며, 이에 따라 레이저로 각막을 깎는 방식 자체도 다르다고 할 수 있습니다.

　웨이브프론트 방식은 수차분석기를 이용해 개인마다 갖고 있는 고유의 수차를 선택적으로 교정하기 때문에 맞춤시력교정이라고도 불립니다. 이 방식은 안구 전체의 미세한 굴절이상까지 측정, 분석한 데이터를 근거로 보다 정확하고 안전하게 각막을 연마합니다.

　이로써 기존의 라식수술보다 우수한 수술결과를 나타내는 가장 이상적인 시력교정으로 부작용 없는 최상의 시력을 얻을 수 있습니다. 맞춤형 수술은 라식에만 적용되는 것은 아니며 모든 엑시머레이저 각막굴절교정수술, 즉 엑시머, 라식, 라섹 모두에서 적용이 가능합니다.

　최근 눈의 원래 모양인 비구면 형태에 맞추어 수술하여 야간시력을 최대화하고 빛번짐을 최소화하는 비구면(Aspheric) 라식과 라섹도 개발되어 각광받고 있습니다.

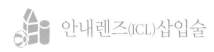

안내렌즈(ICL)삽입술

① 안내렌즈(ICL)삽입술이란 무엇인가

ICL은 'Implantable Contact Lens(눈 속에 삽입할 수 있는 렌즈)' 의 약자로, 고도근시 교정수술법으로 최근 개발되어 각광을 받고 있는 유수정체인공수정체삽입술에 가장 많이 사용되는 특수렌즈의 상품명입니다.

유수정체인공수정체삽입술은 과거 라식이나 투명수정체적출술과는 달리 각막과 수정체를 그대로 보존하면서 환자가 가진 굴절이상을 교정할 수 있는 도수의 특수렌즈를 영구적으로 눈 속에 삽입하는 수술로, 고도근시에서 라식이 가지는 여러 가지 합병증을 막을 수 있는 좋은 대안으로 여겨지는 수술방법입니다.

미국 STAAR사의 ICL은 그 이름이 의미하듯이 렌즈가 소프트 콘택트렌즈와 같이 얇고 부드러워 콘택트렌즈이식수술이라는 별칭을 가지고 있기도 합니다. ICL은 1994년도부터 시술이 되어왔으며, 현재의 렌즈 모델에 이르기까지 그 도수나 디자인이 많이 바뀌었습니다.

최근에는 난시까지 교정할 수 있는 난시교정 ICL이 개발되어

74

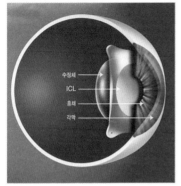
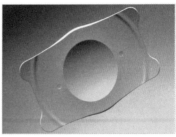

수정체
ICL
홍채
각막

▲ 미국 FDA 및 유럽 CE, 국내 식품의약안전청 승인. 스위스의 정밀한 기술로 제조된 ICL은 숙련된 안과전문의만이 시술할 수 있다.

우수한 임상결과가 입증되었습니다. 세계적으로도 그 안정성과 효과는 널리 알려져 있는데, 이미 유럽 전 지역과 남아메리카에서 이미 1997년 CE Mark에서 입증이 된 상태이며 국내에서는 2002년 4월에 식품의약품안전청의 인가를 받고 현재 여러 병원에서 시술되고 있습니다. 또한 미국 식품의약청 허가과정도 이미 수년 전에 통과한 상태입니다.

위의 그림에서와 같이 환자의 눈에 맞는 도수의 ICL을 수정체와 홍채(애기동자) 사이에 영구적으로 삽입하여 콘택트렌즈를 끼고 있는 것처럼 좋은 시력을 갖게 하는 수술입니다.

ICL 수술은 콘택트렌즈와 비슷한 특수렌즈를 눈 속에 삽입하는 수술로, 시력의 질이 뛰어나고 각막을 절삭하지 않기 때문에 렌즈를 빼면 다시 원상 복귀할 수 있다는 장점이 있지만, 비용이 고가이고 눈 속에 렌즈를 삽입할 수 있는 공간이 충분해야 시술이 가능하다는 단점이 있습니다.

ICL 수술방법은 백내장 수술과 거의 비슷하기 때문에 안과의사들이 수술절차 및 과정, 상처 치유과정에 대하여 매우 익숙한 수술입니다. 따라서 ICL 수술을 고려할 때는 시술 의사의 백내

ICL 수술과정

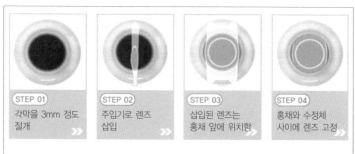

| STEP 01 | STEP 02 | STEP 03 | STEP 04 |
| 각막을 3mm 정도 절개 | 주입기로 렌즈 삽입 | 삽입된 렌즈는 홍채 앞에 위치함 | 홍채와 수정체 사이에 렌즈 고정 |

01 ICL 수술은 눈에 마취 안약을 점안한 후 시행되며 시간은 단안 30분 정도 소요된다.
02 각막 주변부에 만들어진 3mm 이하의 작은 절개창을 통해 ICL렌즈를 삽입하게 된다.
03 ICL 렌즈를 둥글게 말아서 플라스틱 주입기에 넣은 뒤 절개창을 통해 홍채와 수정체 사이에 위치시키며 절개한 부위를 봉합하지 않는다
04 2~3시간 정도 병원에서 안정을 취한 후 귀가하게 되며 시력회복도 매우 빠르다.

장 수술 경력도 중요합니다.

② 안내렌즈(ICL)삽입술은 어떤 사람에게 적합한가

거의 모든 범위의 근시나 원시에 대해 수술이 가능하나 낮은 도수의 근시나 원시는 라식수술로도 안전하고 만족하게 교정이 가능하므로 대개 중등도 이하의 근시나 원시는 ICL 수술을 하지는 않습니다.

대개 −8~−10디옵터 이상의 고도근시나 +6디옵터 이상의 고도원시에서 고려하게 되며 각막두께가 너무 얇아서 라식, 라섹 등의 각막굴절교정수술이 위험한 사람, 각막에 상처나 질환이 있는 사람, 동공 크기가 정상보다 커서 야간시력장애가 예상되는 사람, 심한 안구건조증이 있는 사람 등이 적합한 수술대상이라고 할 수 있습니다.

지금까지의 임상결과들을 종합해 보면 고도근시 환자에서 ICL 수술 후의 시력은 질적으로 라식, 라섹과 비교될 만큼 우수한 것으로 보입니다. 그러나 각막내피세포가 건강하지 않은 사람, 안구의 전방깊이가 얕은 사람 등 수술에 적합하지 않은 해부학적 특징이나 질병을 동반한 경우도 있을 수 있으므로 수술 가능 여부는 전문의와의 상의가 필요합니다.

③ 안내렌즈(ICL)삽입술은 불편한 점이나 합병증이 있는가

ICL은 눈 속 수술이므로 라식, 라섹과는 다른 종류의 합병증을 가집니다. 가장 대표적인 합병증은 백내장으로 대부분은 고도근시로 인하여 중년이 넘어서 수술을 받게 되는 경우에 발생하지만, 다행하게도 시력 감소를 일으키지 않는 비진행성 국소 백내장인 경우가 많습니다.

미국 식품의약청에 보고된 임상결과에 의하면 3년간 관찰한 환자에서 백내장이 발견된 경우는 약 2.5%였으며 백내장 수술을 필요로 하는 정도의 경우는 0.5%에 불과한 것으로 되어 있어 빈도는 매우 낮은 것으로 보입니다.

설사 백내장 수술을 하게 되더라도 원거리시력은 정상시력을 모두 회복할 수 있는 것으로 보고되고 있으며, 현재 임상에 사용되고 있는 다초점 인공수정체를 사용할 경우 인공수정체안의 최대 단점인 노안도 어느 정도 극복이 가능하므로 백내장의 발생이 심각한 부작용으로 판단되지는 않습니다.

그 외에 매우 드물게 안압이 상승하거나 렌즈의 크기나 위치가 부적절하여 위치를 바로 고치거나 렌즈를 교환하는 경우가 1% 미만 정도를 차지합니다.

 ## 시력교정수술방법의 결정은 어떻게 하나

　시력교정수술방법의 결정에서 고려해야 할 요인들은 매우 많습니다. 의사가 하게 되는 의학적 판단요인과 환자 입장의 사회적 판단요인이 있겠는데 우선 의학적 판단요인에는 근시도수, 각막의 두께나 크기 등 각막상태, 안구건조증 유무, 눈의 크기 등이 있겠고, 사회적 판단요인으로는 환자의 직업, 여가활동의 종류, 통증에 대한 민감도, 성격 등이 있습니다.

　근시도수의 경우 절대적인 기준은 없으나 −6~−7디옵터 이상의 고도근시의 경우 근시 재발이나 각막혼탁의 가능성을 고려할 때 라식의 장점이 더욱 많다고 볼 수 있으나 절대적인 기준은 될 수 없으며, 각막의 두께가 얇거나 각막의 직경이 작거나 각막의 주변부분에 혈관이 자라 있는 경우 각막절편의 제작에 따른 어려움이 예상되므로 라섹을 선호하게 됩니다.

안구건조증이 심한 경우에도 수술 후 안구건조증의 악화가 라식이 라섹에 비해 심하므로 라섹이 더욱 안전하다고 할 수 있으며, 드물기는 하나 눈이 매우 작아 미세절삭기의 삽입에 어려움이 예상될 경우도 무리해서 라식을 하기보다는 라섹을 하는 것이 더욱 안전합니다.

사회적 요인으로는 직업이 가장 우선적인 판단기준이 되는데 환자의 직업이 신체적 접촉을 많이 하는 운동선수, 군인 등인 경우 장기적인 외상에 대한 안전성의 약화를 유발할 수 있는 라식은 피하도록 권하게 되고 각종 레저스포츠를 여가 활동으로 즐기는 경우도 라섹을 권하는 것이 바람직합니다.

라섹 후 경험하는 통증이 참기 힘들 정도로 심한 경우는 거의 없으나 평소 통증에 대해 매우 민감한 환자의 경우 수술방법 결정 시 참고할 필요가 있습니다. 라섹의 경우 시력회복 속도가 라식에 비해 느려서 수술 후 1~2주일 간은 특히 근거리시력이 불충분한 경우가 많으므로 미세한 근거리시력을 요구하는 환자가 업무복귀를 조기에 해야 할 경우는 라식을 시행하는 것이 바람직합니다.

 정리를 하면 근시 환자에서 각막의 두께가 충분하고 심한 건조증이 없는 경우라면 라식을, 근시를 가진 환자가 각막이 얇거나 도수가 높은 경우 그리고 수술 후 충분한 휴식기간을 가질 수 있을 경우에는 라섹을 하게 됩니다. 중등도 근시의 경우 두 가지 방법의 수술이 가지는 장·단점이 비슷한 경우에는 환자의 선호도에 따라 수술방법을 결정하기도 합니다.

 -8디옵터 이상의 고도근시이면서 각막이 얇거나, 각막에 Avellino 각막이영양증 등의 선천성 질환이 의심되어 레이저각막절삭술이 어려울 때는 알티산이나 ICL 등의 안내렌즈삽입술을 받아야 합니다.

 물론 모든 시력교정술은 드물지만, 안구건조증이나 야간 빛번짐, 감염 등 수술 후 부작용이 가능하기 때문에 철저한 수술 전 검사를 통해 눈 상태를 종합적으로 판단하여, 전문의와의 충분한 상담을 통해 수술 가능 여부를 결정해야 합니다. 요즘은 대부분의 안과에서 검사비용 없이 수술 가능 여부를 확인받을 수 있습니다.

03 눈물불안정증후군과 눈물흘림

 눈물은 많아도 탈, 적어도 탈

　우리 눈물은 눈을 보호해 주는 아주 중요한 기능을 합니다. 기쁠 때나 슬플 때 늘 동반되며 눈에 영양공급을 해주고 노폐물도 제거해 줍니다. 그리고 각막(검은 동자)을 적셔 주어 우리 눈을 보호하는 기능을 합니다. 따라서 눈물이 잘 분비되지 않으면 우리 눈의 기능에 나쁜 영향을 끼치게 됩니다. 눈물은 윗눈꺼풀에 있는 눈물샘에서 만들어져 눈을 적신 후 눈을 깜박이면 코쪽의 배출로를 따라 코 속으로 빠져나가게 됩니다.

　눈물의 구조와 성분 그리고 역할은 우리가 생각하는 것 이상

눈물층의 구조

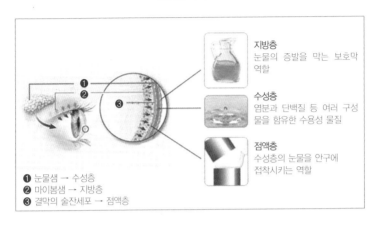

지방층
눈물의 증발을 막는 보호막 역할

수성층
염분과 단백질 등 여러 구성 물을 함유한 수용성 물질

점액층
수성층의 눈물을 안구에 접착시키는 역할

❶ 눈물샘 → 수성층
❷ 마이봄샘 → 지방층
❸ 결막의 술잔세포 → 점액층

으로 복잡합니다. 눈물은 지방층, 수성층, 점액층의 3층으로 구성되어 있습니다. 가장 바깥의 지방층은 지방 성분으로 눈물이 빨리 증발되는 것을 막아주고, 중간의 수성층은 안구를 깨끗하게 하고 불순물을 밖으로 씻어내는 역할을 합니다. 그리고 가장 안쪽의 점액층은 수성층의 눈물이 안구에 잘 접착되도록 해서 눈물이 고르게 눈을 적실 수 있도록 하는 역할을 합니다.

이러한 눈물도 너무 많이 나면 정말 귀찮습니다. 눈물이 흥건하여 잘 보이지도 않고 닦느라고 손이 자꾸 가고 남들이 볼 때도 지저분해 보입니다.

현대인의 말 못할 괴로움 –
눈물불안정증후군, 눈물흘림

눈물이 많이 나는 것은 '눈물 생성에 이상이 있는 경우' 와 '눈물의 배출경로에 이상이 있는 경우' 로 크게 나누어집니다.

① 눈물 생성에 이상이 있는 경우(Reflex Tear)

눈에 염증성 질환이 있는 경우, 즉 결막이나 각막의 질환, 안구내질환, 갑상선 안질환, 혹은 알레르기성 질환이 있는 환자들에게 눈물이 많이 날 수 있기 때문에 먼저 여러 가지 검사를 통하여 이 질환들의 유무에 대해 검사를 해야 합니다.

또 다른 경우는 여러 만성 염증의 결과로 눈물막이 불안정해져서 빨리 마르는 눈물불안정증후군(DTS : Dysfunctional Tear Syndrome, 건성안증후군)으로 인한 자극성(반사성) 눈물입니다.

눈물샘에는 두 가지가 있는데 평상시에 눈을 적셔주는 보조눈물샘과 슬플 때나 눈에 자극을 받은 경우에 눈물을 분비하는 주분비샘이 있습니다. 그 중 평상시에 눈물을 분비하는 보조눈물샘에서 눈물이 나오지 않는 경우 눈이 마르게 되고 이 자체가 눈에 자극을 주어 주분비샘에서 눈물을 많이 분비하게 하므로 마치 눈물이 많은 것처럼 느껴지게 됩니다. 아이러니하게도 눈이 건조해서 눈물이 많이 나는 상황이 되는 것입니다. 이런 경우를 눈물불안정증후군이라 부르며, 주로 40대 이후 여성에게서 많이 발생합니다.

눈물불안정증후군의 원인을 살펴보면, 먼저 소프트렌즈에 의한 것은 렌즈의 재질로 인한 만성 알레르기 염증이나 각막염이 원인이 될 수 있습니다. 그리고 눈물샘이 위축되거나 눈물을 공급하는 통로가 막히게 되거나, 라식수술 등으로 각막 지각이 감소되어 '눈물의 분비가 감소되는 경우'와 쌍꺼풀수술이나 갑상선질환 등으로 눈꺼풀 틈새의 폭이 증가되거나 눈물층 가장 외측의 지방층을 만드는 마이봄선의 기능 이상으로 '눈물의 증발이 증가되는 경우'를 들 수 있습니다

이러한 눈물불안정증후군의 치료는 다음의 4단계로 나누어 단계별로 치료합니다.

[1단계]

눈물을 보충하는 인공눈물을 사용하는 가장 보편적인 방법입

니다. 여러 종류의 인공눈물이 나와 있으므로 자신에게 가장 알맞은 약을 선택할 수 있으며, 안약은 불편할 때만 넣는 것보다는 자주 규칙적으로 점안하는 것이 좋습니다. 심한 경우는 눈물연고를 같이 점안하기도 합니다. 실내의 습도를 높여주고 온도를 조금 낮추어주면 눈물의 증발이 줄어들기 때문에 도움이 됩니다. 머리 염색, 헤어드라이어, 스프레이 등은 가급적 사용을 자제하는 것이 좋습니다. 오랜 시간 컴퓨터나 독서를 할 경우에는 의식적으로 자주 눈을 살짝 감았다가 떠주면 됩니다.

[2단계]

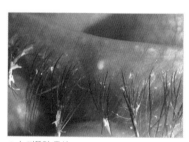
▲ 눈꺼풀염 증상

자기 눈물샘을 활성화시켜서 눈물 생성을 촉진시키는 레스타시스 안약을 추가로 사용하고, 동반된 눈꺼풀염을 관리해줍니다. 눈꺼풀의 기름샘이 막힌 경우는 온찜질 후 눈꺼풀을 마사지해서 막힌 기름샘을 짜낸 다음 안약을 면봉에 묻혀서 눈꺼풀의 속눈썹 나오는 부분을 살짝 문질러 청결을 유지하는 방법이 있습니다.

[3단계]

이런 방법으로도 치유되지 않을 경우에는 눈물이 배출되는 입구인 눈물점에 녹는 마개(눈물점마개)를 일시적으로 삽입하여 막아줌으로써 눈물의 배출을 줄이는 방법이나, 본인의 혈액을 채취해서 자가 혈청을 만들어서 점안하게 하는 방법이 있습니다.

[4단계]

마지막 단계로 약물로 조절되지 않는 심한 경우에는 눈꺼풀판 봉합술 등으로 눈꺼풀 틈새를 줄여서 눈물의 증발을 줄여주는 수술을 하기도 합니다

눈물불안정증후군은 완치가 잘 안 되고 드물게는 시력장애의 가능성도 있으나 심각한 후유증을 남기지는 않으므로 너무 걱정할 필요는 없습니다. 하지만 여러 원인에 의해 발생하므로 개개인에 맞는 적절한 치료방법이 꼭 필요하다는 것을 알고, 약국에서 인공눈물만 사다가 넣는 자가치료보다는 전문의의 지도하에

근본원인을 잘 찾아서 치료하는 것이 매우 중요합니다.

② 눈물의 배출경로에 이상이 있는 경우(Epiphora)

눈에서 눈물이 코로 빠져나가는 경로 중 어느 한 곳이라도 좁아지거나 막히면 눈물이 밖으로 흐르게 되는데 나이가 드신 분한테 많습니다.

진단은 간단한 검사로 할 수 있는데 배출경로 이상으로 진단받게 되면 대개의 경우 완치시키는 방법은 수술로 눈과 코 사이로 새로운 길을 만들어주는 방법밖에 없습니다. 이 방법의 성공률은 85~90% 이상으로 매우 높습니다. 최근에는 코 속을 통하여 내시경으로 수술을 하여 흉터 없이 수술을 받을 수 있습니다.

또한 눈의 형태 이상이 있는 경우나 나이가 많은 분들은 눈꺼풀에 힘이 없어져서 눈물을 짜내는 힘이 약하여 눈물을 내려 보내주지 못하므로 눈물을 흘리게 됩니다. 이런 경우는 눈꺼풀의 힘을 강화시켜 주는 수술을 받아야 합니다.

이와 같이 눈물을 흘리는 이유는 매우 다양하므로 전문의의 올바른 진단과 적절한 치료가 필요합니다.

04 비문증(유리체 날파리증)

 눈앞에 먼지나 날파리가 날아다니듯
보이는 증상이 있는가

비문증(유리체 날파리증)은 눈앞에 먼지나 벌레 같은 뭔가가 떠다니는 것처럼 느끼는 증상을 말합니다. 하나 또는 여러 개의 점이 손으로 잡으려 해도 잡히지 않고, 위를 보면 위에 있고 우측을 보면 우측에 있는 등 시선의 방향을 바꾸면 이물질의 위치도 따라서 함께 변하는 특성을 가집니다.

비문증은 대부분 연령의 증가에 따른 유리체의 변화와 혼탁에 의해서 생깁니다. 유리체는 눈 속을 채우는 투명한 겔 같은 물질인데, 나이가 들수록 액체로 변하게 되며 시신경과 단단히 붙어 있는 부분이 떨어지기도 하는데 이를 '후유리체박리(Posterior Vitreous Detachment)'라고 합니다. 이렇게 떨어진 부분은 투명하지 않고 혼탁해지므로 눈으로 들어가는 빛의 일부분을 가리게 되어 환자 스스로 본인의 시야에 검은 점이 있다고 느끼게 되는 것입니다. 쉽게 말해서 나이에 따라 눈 속에 생기는 주름살이라고 생각하면 됩니다.

비문증은 특별한 이유 없이도 어느 날 갑자기 발생하는 특징이 있는데, 주로 아침에 자고 일어났더니 뭔가 보인다고 호소하는 경우가 많습니다. 질병과 관련된 비문증은 질병을 치료함으로써 호전되지만, 단순한 비문증은 일종의 노화현상이므로 특별한 치료가 없고 크게 좋아지지도 나빠지지도 않지만 대개 잊어버리고 살면 증상에 적응할 수 있는 경우가 대부분입니다.

비문증을 확인하기 위해 산동(동공을 확대시키는 것) 후 안과전문의가 망막을 살펴보아야 하는데, 이때 후유리체박리의 경우 시신경 근처에서 시신경과 떨어진 유리체를 볼 수 있으며(Weiss Ring), 그외 작은 유리체 부유물이 보이기도 하지만 육안으로 전혀 관찰할 수 없는 경우도 종종 있습니다.

비문증 검사가 중요한 이유는 간혹 망막박리나 유리체 염증이나 출혈에서도 초기 증상이 비문증으로 나타나기 때문에 한 번은 꼭 검사를 받아보는 게 좋습니다.

05 망막박리

 눈앞 일부가 커튼이 가려진 듯한
증상이 있는가

갑자기 옆에서 커튼이 가려 오는 것 같이 시야가 가려지면서 까만 것이 출렁거린다면 망막박리(Retinal Detachment)를 의심할 수 있습니다.

망막박리란 상이 맺히는 필름과 같은 역할을 하는 눈 뒤쪽에 붙어 있는 망막의 일부가 찢어지거나 구멍이 생겨서 그 틈으로 액화된 유리체액이 들어가며 장마철에 벽지가 울듯이 망막이 떨어져 나가는 것을 말합니다.

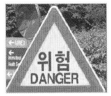
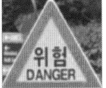
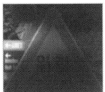

▲ 정상인　　　　　▲ 백내장 환자　　　　　▲ 망막박리 환자

　　망막박리는 가족력이 있거나 눈이 아주 나쁜 고도근시인 경우
에 잘 발생하며 권투, 축구, 싸움 등으로 안구나 머리에 타박상
을 입었을 경우에도 잘 발생합니다(1만 명 중 10명꼴).

　　망막에 열공이나 초기 망막박리가 발견되면 레이저를 이용해
망막박리가 더 진행되지 않도록 초기에 레이저 광응고술을 받아
야 합니다.

　　망막박리가 생긴 후 치료하지 않고 3주 이상 방치하면, 눈 속
에 흉터가 생기고 굳어져서 회복이 힘들게 되어 시력 회복이 더
디거나 실명할 수 있기 때문에 조기 발견과 치료가 중요합니다.

3부 어르신 눈건강

나이 들면 눈은 당연히 어두워지고 불편해지는 걸까요?
결코 아닙니다.
그냥 참고 사는 것이 방법일까요?
결코 아닙니다.
정기적인 안과 검진을 통한 조기 진단과 조기 치료로
젊었을 때처럼 맑고 건강한 눈을 지켜가야 합니다.

01 피부 노화와 눈건강

 피부 노화와 주름의 원인

우리 몸의 줄기세포는 일생 동안 분열하면서 자신의 복제세포를 만듭니다. 새로 만들어진 세포들은 수명이 다한 오래된 세포를 대체하고, 다시 이 과정이 반복되면서 우리 몸의 균형이 유지됩니다.

그러나 줄기세포에서 한 번 세포복제가 일어날 때마다 본래 유전자의 전체가 그대로 완전하게 복제되지는 못합니다. 유전자의 마지막 부분(유전자의 Telomere라고 하는 부분)은 새로운 세포로 전달이 되지 않아 복제가 거듭될수록 유전자는 길이가 점점 짧아지게 되고, 결국 복제에 필요한 부분의 손상으로 세포분열이 불가능하게 되어 일정시간 후 스스로 사멸하게 됩니다.

생물의 종마다 개체별로 약간의 차이는 있지만 각기 비슷한 수명을 가지고 있는 것으로 보아 종별로 정해진 유전자가 개체의 노화나 수명을 조절할 것이라고 생각됩니다. 이런 자연적인 유전자에 의한 내부 요인 외에도 개체마다 각각 다르게 노출되는 외부적인 환경의 영향이 노화와 수명에 영향을 미칩니다.

노화란 결국 세포의 기능이 떨어지는 것으로, 나쁜 외부환경의 변화나 질병에 노출되면 점차 세포의 대응능력과 회복능력이 떨어지게 되는 것입니다. 우리 몸의 피부도 대부분의 경우 세포나 기관의 왕성한 성장이 끝나기 시작하는 나이인 30세 전후부터 눈에 띄기 시작해 나이가 들어감에 따라서 노화된 피부의 범위나 깊이가 크게 증가해 갑니다.

피부 노화는 나이가 들어감에 따라 세포의 능력이 떨어져 발생하는 자연 노화와 자외선, 유해산소, 흡연 등의 외부 요인이 합쳐져서 나타나게 되는데 노화에 수반한 피부의 외관변화 중 가장 두드러진 것이 주름입니다. 주름의 발생에는 여러 가지 요인들이 있는데, 특히 자외선과 흡연의 영향이 큽니다.

① 자연적인 피부 노화

나이가 들어감에 따라 세포 유전자에 의해 정해진 생물학적 시계에 의한 신진대사의 저하로 피부의 콜라겐과 엘라스틴이 감소하여 진피층이 얇아지고 탄력이 없어져서 잔주름이 발생하게 됩니다.

② 환경적인 피부 노화

피부 노화를 촉진하는 외적 요인으로는 자외선(광노화), 유해 산소, 피부 건조(수분 부족)와 피하지방의 감소, 흡연 등을 손꼽을 수 있습니다. 좀더 구체적으로 살펴보면 다음과 같습니다.

[자외선(광노화)]

자외선에 많이 노출되면 피부 진피층의 콜라겐 생산이 감소하여 진피가 얇아지고 탄력섬유의 변성으로 피부의 탄력이 줄어들어 주름이 생깁니다. 자연 노화에 비하여 굵고 깊은 주름이 발생하며 불규칙한 색소침착도 증가합니다. 이러한 변화는 자외선에 노출된 시간과 자외선의 강도에 비례하기 때문에 평상시에 자외선을 많이 받지 않도록 선글라스와 함께 선블록 등 자외선 차단

크림을 적절히 사용해야 합니다.

[유해산소]

산소 호흡의 부산물로 발생한 활성유해산소(Free Radical)는 세포를 손상시키는 매우 불안정한 분자로, 세포를 파괴하여 노화를 촉진시키게 됩니다.

[피부 건조(수분 부족)와 피하지방의 감소]

나이가 들면 땀샘의 수분과 기름샘의 피지 분비가 감소하여 주름 형성을 촉진시킵니다. 이때 과도한 바람과 지나친 열(특히 사우나)에 노출되면 더 악화되므로 적절한 수분의 공급이 필요합니다. 얼굴과 눈 주위의 지방이 감소되면 젊었을 때의 팽팽한 볼륨감이 상실되고 눈, 코, 입 주위가 움푹 패이면서 주름이 생깁니다.

[흡연]

새로운 피부가 만들어지려면 MMP라 불리는 단백질 분해효소가 오래된 피부 속의 콜라겐을 형성하는 섬유를 파괴하는데 담배연기에 노출된 피부세포는 정상 피부세포보다 훨씬 많은

MMP를 만들어 새로운 콜라겐이 약 40~50% 정도 적게 만들어지므로 피부에 많은 주름을 형성시키게 됩니다.

또한 담배는 혈관을 수축시켜 저산소증을 유발하고 입을 모아 담배를 피우는 동작이 반복되면 입 주위의 주름도 더 악화되므로 건강한 피부를 위해서도 금연은 필수적입니다.

 피부 노화와 주름의 예방법

① 자외선 차단이 가장 중요

자외선은 피부 노화를 촉진시키는 주범입니다. 최근에는 기초화장품에도 자외선 차단 기능이 포함된 제품이 출시되고 있는데, UVB와 UVA를 동시에 차단하는 광범위 자외선 차단제를 선택해 꼼꼼히 자주 발라주는 것이 필요합니다. 또 외출 시에는 모자나 양산, 선글라스 등을 활용하여 자외선을 막는 것도 많은 도움이 됩니다.

② 직접적으로나 간접적으로도 금연

담배에 포함된 니코틴은 혈관을 수축시켜 피부에 산소와 영양을 공급하는 것을 방해합니다. 연기에 포함된 여러 가지 독성물질이 피부를 건조하게 하고 자극을 주기 때문에 간접 흡연 역시 위험합니다. 특히 담배 연기는 눈에도 자극을 주어 자꾸만 눈을 깜빡거리게 되어 눈 주위 주름을 잘 생기게 합니다.

③ 균형 잡힌 식습관은 필수

다이어트나 편식은 피부의 영양 부족을 초래할 뿐만 아니라 건조하고 거칠게 만드는 원인이 됩니다. 과도한 체중 변화를 막는 것도 중요한데 젊은 사람의 경우 체중 증감이 있다 해도 피부에 탄력이 있기 때문에 큰 차이가 없지만, 나이가 들면서 체중이 갑자기 빠지면 피부 표면은 탄력을 잃고 처지게 되므로 주의해야 합니다.

④ 충분한 휴식과 수면은 기본

잠을 많이 잔다고 해서 모두 예뻐지는 것은 아니지만 충분한 수면이 피부 건강에 도움이 되는 것은 사실입니다. 수면 부족은 피로와 함께 몸의 균형을 깨뜨려 피부를 푸석하게 만드는 요인 중의 하나이므로 특히 피부 재생이 활발히 이루어지는 밤 11시부터 새벽 2시 사이에는 반드시 수면을 취하는 것이 좋습니다.

⑤ 마사지와 운동하는 습관

체내 신진대사가 잘 이루어지고 혈액순환이 잘 되면 피부 윤기와 탄력은 더해집니다. 이를 위해선 적당한 운동이 필요합니다. 아울러 평소 화장품을 바를 때 페이스 마사지를 해주면 표정주름을 줄이는 데 도움이 될 뿐만 아니라 잔주름을 즉각적으로 줄이는 데 효과를 볼 수 있습니다.

 눈주위 표정주름, 윗눈꺼풀 처짐의 원인과 치료

자연 노화와 자외선의 노출 등 광노화의 진행에 의한 주름 외에도, 살아가면서 안면근육을 과도하게 이용하면 이것이 점차

누적되어 주름이 됩니다. 이를 '표정주름'이라 하는데 나이가 같아도 평소 안면근육을 찡그리며 표정을 짓는 습관이나 이로 인한 피부 스트레스에 따라 표정주름의 정도는 차이가 꽤 큽니다.

또 웃을 때나 음식을 씹을 때도 피부 밑에 있는 근육이 주기적으로 수축함에 따라 얇은 주름이 생기는데, 나이가 들면 이러한 주름이 자리를 잡아 표정을 짓지 않는데도 이미 깊은 주름으로 변해 버리는 경우가 있습니다. 미간, 이마, 콧등, 눈가, 입가 등에 생기는 주름이 대표적인 예입니다.

이마는 피부가 두꺼운 편이지만 찡그린 표정을 계속 지으면, 이마 중앙에는 가로 주름이, 미간에는 세로 주름이 생깁니다. 미간의 내천자(川) 주름은 짜증내거나 조급해하거나 못마땅해서 찡그리는 경우에 잘 생깁니다. 눈가주름은 눈꼬리에서 바깥으로 여러 갈래로 갈라지는 모양이 새의 발자국을 닮았다고 하여 '까마귀발자국'이라고도 불립니다.

평소 눈웃음을 잘 웃으면 이미 눈가에는 주름이 생기기 시작합니다. 관리를 잘 해주지 않으면 나이가 들어 피부의 탄력이 저하되고 회복력이 줄어들면 깊은 주름으로 자리잡을 수 있습니다.

얼굴에 나타나는 주름 중 가장 먼저 눈에 띄는 것은 눈 주위의 주름입니다. 한국인에서는 30대 후반이 되면 눈에 보이기 시작합니다. 따라서 주름 제거 수술 중에서도 눈 주위의 주름을 제거하는 수술이 가장 많습니다.

눈꺼풀, 특히 윗눈꺼풀에 빨리 주름이 나타나는 이유는 신체 중에서 가장 피부가 얇고, 피하지방층도 적으며, 쉴 새 없이 눈을 깜빡이는 등 눈 주위 근육을 가장 많이 사용하기 때문입니다. 윗눈꺼풀이 많이 처지면 보기 싫은 주름은 말할 것도 없고 시야가 방해를 받기 때문에 눈이 침침해 보이고 쉽게 피곤해지거나, 속눈썹이 찔러 매우 불편하게 됩니다.

나이가 들면서, 특히 30대 후반으로 넘어가면서 나타나는 윗눈꺼풀의 노화현상을 좀더 자세히 살펴보겠습니다.

먼저 지방의 과다축적으로 윗눈꺼풀 부위가 불룩해지면서 피부가 늘어져 답답하게 보입니다. 즉, 눈을 크게 떠도 늘어진 피부가 덮고 있으므로 눈을 뜨기가 답답하다는 느낌을 갖게 되는데 이는 나이가 들수록 심해져 50대, 60대로 넘어가면 늘어진 피부가 실제로 눈동자를 덮어 시야를 많이 좁게 만듭니다.

눈꺼풀 피부가 늘어나고 이로 인해 눈이 작아져 보이는 것은 노화의 한 현상으로, 중력과 눈을 뜨는 근육의 힘이 약해지고,

이마를 아래로 끌어내리는 근육의 힘이 세지는 것 등의 복합적인 결과로 나타납니다.

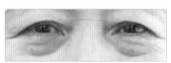

▲ 눈꺼풀의 노화 : 윗눈꺼풀의 피부가 늘어지면서 눈꼬리쪽의 피부가 접혀있다. 아래눈꺼풀쪽의 피부도 늘어나 지방이 돌출되면서 마치 눈아래에 주머니가 생긴 것처럼 변화된다.

눈꺼풀이 늘어지는 현상(눈꺼풀피부이완증, Dermaticha-lasia)은 특히 눈꺼풀의 외측에서 심한데 이는 눈썹의 바깥쪽으로 가면서 눈썹부위를 위쪽으로 당겨주는 전두근(앞이마근육)이라는 근육이 없어지고 눈꺼풀올림근의 기능도 약해

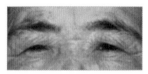

▲ 노화로 인한 눈꺼풀피부늘어짐

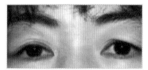

▲ 젊은 사람에게 나타난 눈꺼풀피부늘어짐

지는 해부학적 특성 때문입니다.

결국 나이가 들면서 나타나는 현상은 눈 외측의 피부가 많이 늘어져 우울해 보이거나 주름이 많이 잡혀 보이고, 경우에 따라서는 집안에 우환이 있는 것처럼 보이게 만들어 자신감과 생기를 잃게 만듭니다.

눈꺼풀의 노화는 더욱 진행되어 60대 이상이 되면 늘어진 피부로 말미암아 눈꼬리부위가 접히고 항상 습기가 차서 피부가 자주

짓무르는 현상을 초래합니다. 이 정도가 되면 답답한 정도를 넘어서 눈을 깜빡일 때마다 짓무른 피부가 자극을 받아 눈이 아프기 때문에 그 고통이 매우 심하게 됩니다.

눈꺼풀피부늘어짐의 치료는 수술이 원칙으로, 늘어진 피부를 정확히 측정하여 절제하고 과다한 지방을 재배치하거나 없애는 것입니다. 눈꺼풀에 늘어진 피부부분을 표시하고 그 선을 따라서 절개한 후 표시한 피부 및 여분의 지방을 절제하고 봉합합니다.

쌍꺼풀을 만들고 싶은 경우에는 동시에 수술할 수 있습니다. 물론 원하지 않는 경우에는 쌍꺼풀을 만들지 않아도 무방합니다. 이런 경우에는 쌍꺼풀 라인보다 더 아래쪽인 윗눈썹 바로 아래 경계를 따라 절제합니다.

여기서 한 가지 유념해야 할 점은 윗눈꺼풀의 주름제거 수술만으로는 눈 옆의 잔주름이나 눈꼬리쪽의 까마귀 발자국 모양의 주름이 완전히 개선되지는 않는다는 것입니다. 만일 이런 경우라면 수술 후 필요에 따라 눈 주위 주름들에 대해서 비수술적 부분주름 성형술을 따로 해야 합니다. 눈꺼풀피부늘어짐 수술 후 보통 5~7일이면 실밥을 제거하고, 약 1주일 정도면 부종이 빠져서 자연스러운 모습으로 외부출입이 가능합니다.

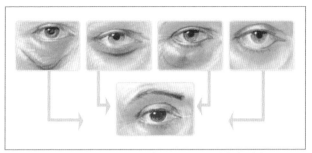

▲ 다양한 모양의 눈밑지방과 피부늘어짐은 모두 수술적 교정이 가능하다.

피부의 늘어짐이 심하지 않고 약간의 주름만 윗눈꺼풀 부위에 잡힐 때는 비수술적으로도 치료가 가능한데 눈썹을 올려주는 보톡스를 맞아서 교정할 수도 있습니다.

 아래눈꺼풀 처짐, 지방탈출(눈밑지방)의 진단과 치료

윗눈꺼풀피부늘어짐뿐만 아니라 아래눈꺼풀 지방주머니가 처진 경우에도 문제가 있습니다. 눈밑에 심술보 모양처럼 튀어나

눈밑지방 재배치 수술과정

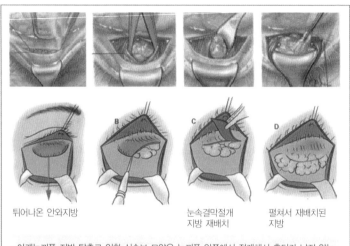

튀어나온 안와지방   눈속결막절개   펼쳐서 재배치된
                                           지방 재배치   지방

아래눈꺼풀 지방 탈출로 인한 심술보 모양은 눈꺼풀 안쪽에서 절개해서 흉터가 남지 않는
결막절개로 지방조직을 노출시켜 늘어진 지방을 젊을 때 모양처럼 재배치하는 '눈밑지방
재배치 수술'로 교정할 수 있다.

와서 미용상 보기에도 좋지 않습니다. 이 역시 수술적으로 치료
를 해야 합니다. 윗눈꺼풀 수술과는 달리 아래눈꺼풀의 경우 눈
꺼풀을 뒤집어서 속에서 절개하는 결막절개로 바깥쪽의 흉터 없
이 아래눈꺼풀 눈밑지방(심술보) 제거가 가능합니다.

02 눈물흘림의 진단과 치료

 눈꺼풀 피부까지 짓무르는 지긋지긋한
눈물흘림

일반적으로 나이가 들면 당연히 눈물이 흐르는 것으로 알고
특별한 치료를 안 하는 경우가 많습니다. 그러나 눈물흘림은 분
명히 고칠 수 있는 눈질환입니다.

사례 01 ⋯ **눈물흘림** 50대 중반의 주부 K씨는 1년 전부터 왼쪽
눈에 눈물흘림이 점점 심해져서 안과에서 안구건조증과
만성결막염으로 치료를 받았으나 나아지는 기미가 없었습니다.

찬바람이 불면서 눈물흘림이 더욱 심해져서 다시 안과를 찾았으니 노안이니 그냥 지내라는 말만 들었습니다. 그러던 중 옆집 아주머니가 눈물길 수술을 받고 좋아졌다는 말을 듣고, 눈물전문 안과를 찾아가서 정밀진단을 받고 눈물길하수도 수술을 받기로 하였습니다.

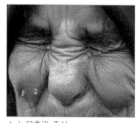
▲ 눈물흘림 증상

눈물길이 막히게 되면 눈물이 뺨으로 흘러 자주 닦아야 하고 눈 주위가 짓물러 몹시 불편합니다. 일반적으로 끝이 뭉툭한 철사 같은 눈물길탐침술(부지법)로 눈물길을 뚫는다고 하지만 이는 그리 바람직하지는 못한 시술로 효과가 불분명할 뿐더러 반복 시행하면 얇은 점막으로 되어있는 눈물길 안에 흉터가 생겨 막힘이 더 심해지면서 오히려 증상이 악화될 수 있습니다.

또한 막힌 부위에 따라서 치료방법이 다르기 때문에 눈물흘림 전문의의 정확한 진찰로 정확한 원인을 찾아서 수술을 받아야만 눈물흘림 질환의 완치가 가능합니다.

눈물은 눈 바깥쪽-위쪽(귀쪽)의 눈물샘(일종의 상수도)에서 분

눈물길의 구조

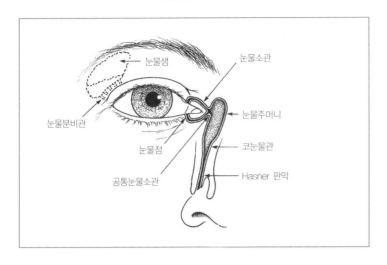

비된 후 눈 아래쪽에 고여서 눈물의 호수를 형성하여 눈 깜박임에 의해 각막 표면을 적시고 노폐물을 제거하고 나서, 눈을 깜빡일 때마다 그 압력에 의해서 눈 안쪽(코쪽)의 눈물점을 통해 빠져나가 눈물소관을 거쳐서 눈물주머니에 고여있다가 코눈물관을 통해 코 속의 아래쪽(하비갑개 아래쪽)으로 배출됩니다.

이 과정 중 한 곳이라도 막혀 있거나 좁아져 있으면, 눈물 배출에 문제가 생겨서 즉, 하수도(눈물배출계)가 시원하게 뚫려 있지 못해서 눈물이 고이고 눈 밖으로 흘러나오게 됩니다.

눈물흘림의 해결책은

일단 눈물하수도 길이 좁아지거나 막히게 되면 눈물이 뺨으로 흐르게 되어 자주 손으로 닦아야 하고 눈 주위가 짓물러 몹시 불편합니다. 간혹 눈물뿐만 아니라 눈곱이나 고름이 나오는 경우도 있습니다. 이는 "고인 물은 썩는다"는 이치와 같이 눈물이 자주 고이고 눈물의 청소률이 떨어지면서 염증이 생기는 경우로, 방치하면 염증이 주위조직에 확산되어 심각한 상황으로 발전할 수 있기 때문에 빨리 치료를 받아야 합니다.

실리콘관삽입술

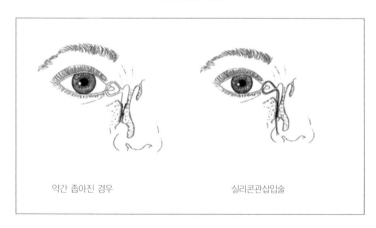

약간 좁아진 경우   실리콘관삽입술

이러한 눈물흘림은 수술로 완치가 가능합니다. 눈물흘림수술은 눈물배출로(하수도길)가 막힌 정도에 따라 2가지 수술방법이 있습니다.

먼저 완전히 막히지 않은 경우 즉, 약간 좁아진 경우라면 앞의 그림에서 보는 바와 같이 눈물배출로에 실리콘관삽입술로 간단히 해결할 수 있습니다.

좀더 심하게 막힌 경우 즉, 완전히 막힌 경우에는 아래의 그림과 같이 내시경을 이용한 코눈물관연결술로 해결이 가능합니다.

실리콘관삽입술과 코눈물관연결술 모두 국소마취로 가능한

코눈물관연결술

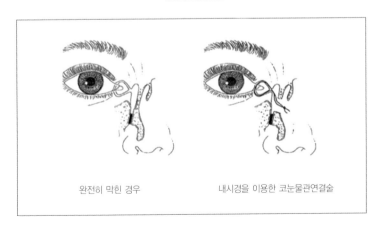

완전히 막힌 경우　　　　　내시경을 이용한 코눈물관연결술

외래통원수술입니다.

실리콘관삽입술은 실처럼 얇은 실리콘 튜브를 눈물하수도길 내로 삽입하여 기존의 눈물길을 넓혀 주고, 실리콘 튜브가 모세관현상을 이용해서 눈 속에 고인 눈물을 코 속으로 빼내주는 역할을 하도록 만들어주는 수술이며 수술시간은 약 15분 정도 걸립니다.

삽입한 실리콘 튜브가 충분히 눈물길을 넓혀 주었다고 판단이 되면 실리콘 튜브를 제거하는데, 보통 3~6개월 정도 지나고 제거하게 됩니다. 수술의 성공률은 80% 정도로, 실리콘 튜브를 빼고 나서도 넓어진 눈물길이 줄어들지 않으면 치료가 끝나게 됩니다. 그러나 약 20% 정도의 환자 중에는 실리콘 튜브를 뺀 후 다시 눈물길이 좁아지는 경우가 있을 수 있습니다. 이런 경우에는 내시경을 이용한 코눈물관연결술을 시행하게 됩니다.

내시경을 이용한 코눈물관연결술은 처음부터 눈물하수도길이 심하게 좁아져 있거나 완전히 막혀 있는 경우, 또는 실리콘관삽입술 후 튜브를 뺀 후에 눈물길이 다시 좁아지는 경우에 시행하는데, 아예 새로운 눈물배출로를 만들어주는 수술입니다.

코눈물관연결술의 수술시간은 30~40분 정도 걸리고 수술성공률은 85~90% 정도입니다. 피부절개를 통해 수술하면 눈 옆 코쪽으로 흉터가 남게 되기 때문에, 최근에는 내시경을 이용해서 수술을 하는데 피부절개법보다 붓기나 흉터가 없고 회복기간이 빠른 장점이 있습니다.

03

백내장과 노안

 ## 백내장이란 무엇인가

　나이 드신 어르신들은 예전 같지 않게 침침하게 보이는 경우에는 백내장을 의심해야 합니다.

　우리 눈은 사진기의 구조와 거의 비슷하게 생겼는데, 눈 속에는 사진기의 렌즈에 해당하는 조그만 안경알과 같은 수정체가 있습니다. 사진기의 렌즈가 더러워지면 사진의 선명도가 떨어지게 되는 것과 마찬가지로 우리 눈의 수정체에도 혼탁이 생기면 물체가 안개 낀 것처럼 흐려 보이거나 침침해 보일 수도 있고, 겹쳐 보이기도 합니다. 그리고 햇빛에 나가면 유별나게 눈이 부

눈과 카메라의 구조 비교

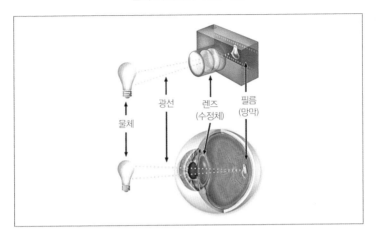

실 수도 있습니다. 이렇듯 수정체가 혼탁해지는 눈질환을 '백내장' 이라 합니다.

백내장의 가장 흔한 증상은 주로 시력에 변화가 있습니다. 초기에는 물체가 흐리게 보이거나 이중으로 보이기도 하고, 햇빛에 눈이 부시고 눈에 무언가 끼어있는 것 같이 느끼는 경우도 많습니다. 백내장이 생긴 부위에 따라서 여러 가지 형태로 증상이 나타나는데, 비록 초기 백내장이라도 백내장이 가운데서부터 생긴 경우에는 어두운 곳에서는 잘 보이다가 밝은 곳에 나가면 오히려 눈이 더 침침해 지고 눈이 부신 주맹(晝盲, Day Blindness)

현상이 나타납니다.

수정체의 중심부의 밀도가 높아지는 핵백내장인 경우에는 백내장 초기에는 근시로 눈의 도수변화가 생겨 돋보기를 쓰지 않고도 가까운 데 물체가 잘 보여 노안이 줄어드는 신기한 증상이 생깁니다. 그러나 초기에는 노안현상이 줄어드는 것처럼 느껴 '제2의 시력을 찾았다'고 생각하게 되지만 결국 백내장이 더 진행하면 근거리 시력도 떨어지게 됩니다.

백내장이 더 진행해서 말기가 되면 검게 보여야 할 애기동자(동공)의 색이 회색이나 흰색으로 변하게 되고, 말기백내장의 경우 혼탁해진 수정체가 팽창되어 동공을 막아서 안압이 상승하여 안통, 두통, 충혈, 시력장애가 생기며 심하면 구토 증세까지 생겨서 내과적인 질환으로 오인될 수도 있습니다. 이 상태가 방치되면 녹내장으로까지 발전해서 시신경에 심각한 손상이 생기게 됩니다.

백내장의 여러 가지 증상들을 정리하면 다음과 같습니다.

- 물체가 안개 낀 것처럼 흐리게 보인다.
- 물체가 이중으로 겹쳐 보인다.

건강한 수정체와 백내장이 생긴 수정체

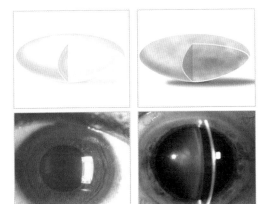

▲ 건강한 수정체 : 수정체가 맑고 투명하다.

▲ 백내장이 생긴 수정체 : 나이가 들면서 수정체가 점차 때가 낀 안경알이나 노랗게 얼룩이 진 창문처럼 변한다.

정상인 눈과 백내장이 있는 눈

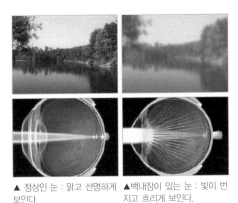

▲ 정상인 눈 : 맑고 선명하게 보인다.

▲백내장이 있는 눈 : 빛이 번지고 흐리게 보인다.

- 눈이 자주 부시고 불빛 주변에 달무리가 생기기도 한다.
- 갑자기 야간운전이 어려워지는 경우가 생긴다.
- 어두운 곳에서 독서가 어려워진다.
- 안경도수가 자주 바뀌게 된다.
- 수정체 색깔이 이전보다 바래 보이거나 노랗게 보이기도 한다.

 백내장의 원인과 진단

백내장의 가장 큰 발생 원인은 '눈의 노화'로, 60대에서는 70%, 70대에서는 90%, 80세 이상이 되면 거의 100%의 사람에서 백내장에 의한 시력 저하가 생깁니다. 전체 백내장 환자 중 90%가량이 이런 노인성 백내장에 속합니다. 노인성 백내장은 자연스러운 노화과정의 일환으로 생기는 것으로 나이가 들면 흰 머리가 생기는 것처럼 안타깝지만 막을 수 없는 자연스러운 신체 현상입니다.

그러나 당뇨병과 같은 전신질환이 있거나, 야외활동이 많아서

익상편과 백내장의 모습

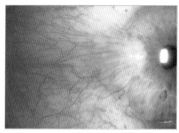
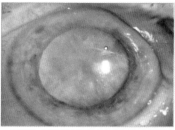

▲ 익상편 : 주로 코쪽의 결막(흰자)이 검은 동자 안으로 자라 들어온다.

▲ 백내장 : 백내장이 심해지면 검은 동자(각막) 속 애기동자(동공) 뒤쪽의 수정체에 혼탁이 생긴다.

자외선에 눈이 많이 노출되거나, 백내장 발생의 유전적 소인이 있는 경우, 눈에 외상을 입은 경우, 아토피성 피부염이 있는 경우에는 이보다 더 이른 나이에도 일찍 백내장이 발생할 수 있습니다.

외래에서 흔히 접하게 되는 백내장에 대한 오해가 있는데, 흰자위의 살(결막)이 검은 자위(각막)를 덮는 군날개(익상편)를 백내장으로 잘못 알고 있는 사람이 많습니다. 그래서 백태(익상편)를 제거하는 수술을 받은 것을 백내장 수술로 잘못 알고 의사가 백내장 수술을 받아야 한다고 하면 "옛날에 수술했는데 왜 또 수술을 해야 되냐"고 역정을 내는 일도 생깁니다.

간단히 차이점을 설명하면, 익상편은 눈동자 밖에 생기는 것으로 겉에서 봐서 보이고, 백내장은 눈동자 속에 생기는 것으로 아주 말기 백내장이 아니면 겉에서 봐서는 알 수 없습니다.

 ## 백내장의 치료

아직까지 백내장을 없애주거나 치료하는 약물은 없고, 다만 백내장의 진행을 늦추는 약물들이 몇 가지 사용되고 있지만 그 효과는 확실하지 않습니다. 결국 백내장은 약물로는 치료가 거의 불가능하고 수술로 치료하는 것이 원칙이며, 또한 수술로 완치시킬 수 있습니다.

수술방법의 눈부신 발전으로 인해 현재 백내장 수술은 우리나라에서 가장 많이 그리고 가장 안전하게 시행되는 수술 중의 하나로 자리잡았습니다. 보통 안약으로 눈동자만 마취하는 점안마취로 충분히 수술을 진행할 수 있고, 수술 후 즉시 거동이 가능하며 산보나 가벼운 조깅, TV 시청 등 대부분의 일상생활이 가능합니다.

① 백내장 수술과정

백내장 수술은 먼저 백내장이 생긴 수정체를 초음파로 제거하고 그 역할을 대신할 자신의 눈에 맞은 도수의 인공수정체를 눈속에 삽입하게 되며 준비과정을 뺀 수술시간은 30~40분 정도 소요됩니다.

백내장 수술과정을 자세히 설명하면 다음과 같습니다.

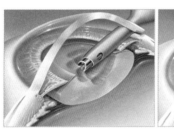
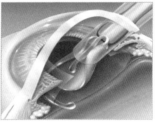

[Step 1] 초음파수정체유화술을 이용한 백내장 수정체 제거

[Step 2] 인공수정체 삽입

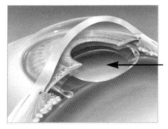

백내장 수정체를 대신할 인공수정체

각막에 2.2~3mm 정도의 작은 절개창을 만들고 빨대모양의 작은 초음파 기구를 삽입합니다. 초음파를 사용하여 혼탁이 생긴 수정체를 작은 조각으로 부드럽게 부순 뒤에 초음파 기구의 끝부분을 통해 마치 빨대로 빨아내듯이 흡입하여 제거합니다.

[Step 2] 인공수정체 삽입

백내장 조각을 제거한 뒤 깨끗한 시력을 회복하기 위해서 눈속 안경알과 같은 인공수정체를 삽입합니다. 자신의 생활패턴과 생활습관에 맞추어 일반 인공수정체나 다기능 인공수정체 중에서 자신의 눈 속에 들어갈 인공수정체를 선택할 수 있습니다.

② 백내장의 수술시기

오늘날의 백내장 수술은 가장 보편화되고 많이 행해지는 수술 중 하나입니다. 그만큼 백내장 수술은 안전하고 효과적입니다. 95% 이상에서 백내장 수술 후 수술 전보다 더 좋은 시력을 얻을 수 있습니다. 백내장 수술시기는 백내장이 중등도 이상으로 진행되어 있거나 백내장으로 인한 시력 저하가 일상생활이나 직업상 업무에 지장을 초래하게 된 경우라면 수술을 받는 것이 좋습니다.

 백내장 수술을 고려해야 할 몇 가지 이유

1. 직업이나 취미생활의 편리함을 위해서
2. 안전한 운전을 위해서
3. 편안한 독서, 컴퓨터, TV 시청을 위해서
4. 보다 맑고 밝은 눈으로 시력 개선을 위해서

③ 백내장 수술 시 알아두어야 할 점

모든 수술이 그렇듯이 백내장 수술도 합병증은 발생할 수 있습니다. 가장 심각한 합병증으로 안내염이 있습니다. 수술 후 안구 내에 세균이 감염되어 염증 반응과 함께 시력 상실까지도 가능한 치명적인 합병증이므로 수술 후 처방받은 항생제 안약을 잘 사용하는 것과, 더러운 손으로 눈을 만지지 않는 것, 일주일 정도는 세수나 머리 감기를 안 해야 하는 것 등 환자가 수술받은 눈을 잘 관리하는 것이 필수적입니다.

백내장 수술 후 시력 회복은 대부분의 경우 정상 시력을 찾을 수 있으나, 어려서부터 시력이 좋지 않았거나 심한 포도막염, 망막 변성, 고도근시, 녹내장, 시신경질환 등이 있는 경우에는 시력 개선 효과가 적을 수 있습니다. 그리고 드물게 합병증인 안구 내 감염, 출혈 등이 발생할 수 있습니다. 그외에 망막박리, 지속적인 복시의 호소 등이 있을 수 있으나 그 가능성은 매우 적습니다(0.1~0.01%의 빈도).

백내장 수술은 보통 중년 이상의 경우에 받게 되기 때문에 원래부터 동반되어 있던 안구건조증 등 눈이 불편하고 쉽게 피로해지는 증상이 같이 있는 경우가 많습니다. 따라서 백내장 수술 후 일시적으로 이런 증상들이 악화되는 경우가 있을 수 있지만 대개 시간이 지나면 저절로 없어지게 됩니다.

수정체 후낭혼탁(뒤껍질 혼탁, 또는 후발백내장)이라고 해서 백내장 수술 후 인공수정체를 고정하기 위해서 제거하지 않고 남겨 놓은 후낭(뒤껍질) 부위가 혼탁해지는 경우가 있습니다.

백내장 수술 후 잘 보이던 눈이 다시 점차 흐려지는 경우에 이를 의심할 수 있는데 백내장 수술 환자의 20~30%에서 생기며 특히 젊은 환자에서 그 빈도가 높습니다. 다행히 대부분의 경우 재수술을 할 필요는 없고 외래에서 간단한 레이저 치료로 해결

수정체 후낭혼탁 치료

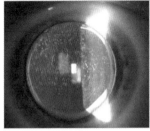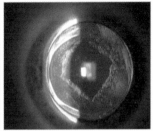

▲ 후낭혼탁으로 때가 낀 것처럼 보인다.　▲ 레이저 치료 후 중심부의 혼탁이 제거
　　　　　　　　　　　　　　　　　　되었다.

이 가능합니다. 진료실에서 세극 등 장비에 턱을 고이고 검사받을 때처럼 앉아서 간단히 시술하는데 시술 중에 통증은 없으며 5분도 채 안 걸립니다.

　난시교정 인공수정체나 노안교정용 다초점 인공수정체를 삽입하지 않은 경우, 사람에 따라 수술 후 좀더 선명하게 보기 위해서 난시교정용 안경을 추가로 사용하거나, 독서를 위해서 돋보기 사용이 필요할 수 있습니다.

④ 백내장 수술 후 회복과정

　일반적으로 수술 당일에는 안대를 하고 귀가합니다. 수술 다음 날부터 안대 없이 일상적인 생활이 가능합니다. 다만 수술 후 약 7일 정도는 눈에 물이나 이물질이 들어가지 않도록 조심해야 합니다.

백내장이 심하지 않다면 수술 후 다음 날부터, 백내장이 어느 정도 있는 경우에는 1주일 내에 시력이 회복됩니다. 그러나 백내장이 심한 경우에는 수술 후 일시적인 각막부종(검은 동자의 투명한 창이 붓는 현상)이 생기기 때문에 시력 회복에 좀더 시간이 걸립니다.

또한 인공수정체가 수정체 주머니 속에서 자리잡고 고정되는 약 한 달간은 눈에 충격이 가지 않도록 심하게 문지르거나 눈을 누르지 않아야 합니다.

 인공수정체, 과연 안전한가

"내 눈 속에 뭘 넣는다고요? 이거 괜찮은 건가요?" 백내장 수술에 대한 상담을 할 때 많이 받는 질문 중에 하나입니다.

현대의 백내장 수술은 안과의 꽃이라고 불리는 '초음파수정체유화술'로, 혼탁해진 수정체를 제거한 후에 없어진 수정체를 대신할 인공수정체를 눈 속에 삽입함으로써 과거에 백내장 수술 후에 두꺼운 돋보기 안경을 착용하였던 불편을 해소할 수 있게 되었습니다.

　인공수정체는 인공적으로 만든 수정체로서 반영구적이며, 환자가 본인의 눈 속에 인공수정체가 들어있는 것을 모를 정도로 편안합니다. 인공수정체는 마치 눈 속에 끼는 아주 작은 안경처럼 되어 있습니다. 가운데에 안경알에 해당하는 광학부가 있고 가장자리에는 안경테에 해당하는 다리모양의 지지부가 있어서

인공수정체의 모습

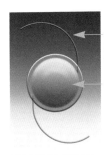

지지부(다리) : 인공수정체를 흔들리지 않게 고정하는 안경테에 해당

광학부(몸통) : 안경알에 해당

인공수정체의 실제 모습

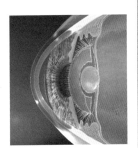

백내장 수술 후 눈 속에 인공수정체가 고정된 모습

수정체 껍질 안에서 중심을 잡아 인공수정체가 흔들리지 않고 위치를 유지하도록 해줍니다.

이 인공수정체는 반영구적이며 인공수정체 자체에 혼탁이 발생하지 않는 한 영구적으로 사용할 수 있습니다.

1949년 영국의 안과의사 리들리가 처음으로 인공수정체를 개발한 이후로 20세기 후반부터 인공수정체 기술은 눈부시게 발전해왔습니다. 인공수정체의 재질로는 과거에는 PMMA라는 딱딱한 재질의 인공수정체가 사용되었는데, 1980년대부터 실리콘, 아크릴 등으로 된 연성 재질의 인공수정체가 개발되어 인공수정체를 반으로 접어서 집게로 잡거나, 주사기에 말아넣어 부피를 줄인 뒤 눈 속에 삽입하는 것이 가능해짐에 따라 현재는 아주 작은 각막 절개창으로도 시술이 가능하게 되었습니다.

21세기에 들어서면서 과학기술의 발달로 최소절개 수술과 함께 백내장 수술기법을 한 단계 발전시킨 것이 바로 다기능 프리미엄 인공수정체의 등장입니다. 과거 백내장 수술의 목표가 단지 백내장만을 제거하고 남아있는 난시나 노안을 안경으로 교정하는 것이었다면, 현대 백내장 수술의 목표는 한마디로 라식이나 라섹수술과 같은 시력교정수술처럼 한 번의 백내장 수술을 통해서 수술 전에 이미 있던 노안이나, 규칙난시, 구면수차라는 불규칙 난시까지 동시에 교정함으로써 수술 후 안경을 쓰지 않으면서도 최상의 시력에 도달하는 '시력교정 백내장 수술'을 목표로 하고 있습니다.

노안의 진단과 치료

노안(老眼)은 나이가 들면서 가까이 있는 물체가 잘 안 보이는 현상입니다. 우리 눈의 수정체는 카메라 렌즈와 같이 자동으로 두께를 조절하면서 먼 곳과 가까운 거리의 물체를 식별합니다. 그런데 보통 40대가 되면 수정체의 탄력이 떨어지고 두꺼워지며, 두께를 조절하는 모양체근육의 힘도 약해집니다. 이렇게 되면 수정체의 조절기능이 약해져 가까운 거리의 물체를 보기 힘들게 됩니다.

노안이 오면 독서나 컴퓨터 작업 등 근거리 업무가 불편해집니다. 어두운 환경에 오래 있거나 피로할 때 노안은 더 심해집니다. 일반적으로 25~30cm의 거리가 잘 보이지 않아 신문이나 책, 서류 등을 볼 때 불편해지고 휴대폰 문자 메시지 보기도 어려워집니다.

그래서 이 거리보다 조금 멀리 놓고 신문, 책 등을 봐야 활자가 눈에 들어옵니다. 또한 먼 곳과 가까운 곳을 교대로 보거나 독서를 오래 하면 두통이 생기기도 합니다. 이전엔 주로 40대 중반 이후에 노안이 발생했지만 최근 컴퓨터 사용이 일반화되면서 노안이 나타나는 연령이 낮아지고 있습니다.

노안이 생기면 보통 돋보기를 쓰는데 처음에는 불편이 없는 최소 도수로 시작해 점차 도수를 높여가는 것이 좋습니다. 안과 검진 없이 노점에서 파는 돋보기를 사용하면 오히려 눈건강을 해칠 수 있는데, 처음부터 너무 높은 도수의 돋보기를 쓰면 눈이 빨리 노화할 수 있습니다.

그러므로 안과에서 시력이나 눈상태를 확인한 후 돋보기 착용 여부와 시기를 결정하는 것이 좋습니다. 돋보기를 쓰지 않을 경우 눈을 혹사해 노안이 가속화할 수 있고, 두통이 생기거나 눈물 흘림증 같은 안질환도 악화될 수 있습니다.

노안의 증상을 간단히 정리하면 다음과 같습니다.

- 신문이나 책을 볼 때 거리가 갈수록 멀어진다.
- 휴대전화의 문자 메시지 보기가 어렵다.
- 식당의 메뉴판 글씨가 잘 안 보인다.
- 책을 읽으면 눈에 피로가 오고 머리가 아프다.
- 바느질, 뜨개질하기가 힘들다.
- 눈이 뻑뻑하고 무겁게 느껴진다.
- 조명이 어두우면 증상이 더욱 악화된다.

노안의 치료는 비수술적 치료와 수술적 치료가 있습니다.

가장 보편적인 비수술적 치료는 돋보기를 착용하는 것입니다. 돋보기에도 단순한 근거리용 안경부터 이중초점안경, 다초점안경까지 다양하게 있으나 어떤 안경도 젊을 때와 같은 만족스런 세상을 보게 하지는 못합니다. 젊었을 때 근시나 원시가 있어 돋보기를 착용한 경험이 있는 경우에는 비구면 콘택트렌즈를 이용하여 돋보기 효과를 기대하는 치료를 할 수도 있습니다.

수술적 치료는 다양한 방법이 있으며, 자신의 굴절이상 상태가 어떤지에 따라 결정하는 것이 좋습니다.

노안과 원시의 구분

흔히 노안과 원시를 동일한 것으로 생각하는 경우가 있는데 실제는 그렇지 않습니다. 물론 원시가 있으면 노안의 증상이 더욱 심하게 생기기는 하나 원시는 대개의 경우 선천적으로 혹은 어려서부터 가지게 되는 굴절이상이고, 노안은 질병이 아니라 정상적인 노화과정의 하나로 겪게 되는 눈의 변화에 수반되는 증상이라고 하는 것이 옳겠습니다.

원시는 그 명칭에 나와 있듯이 먼 곳을 잘 보게 되는 굴절이상으로 역으로 얘기하면 가까운 곳을 잘 못 보게 되는 상태입니다. 즉 가까운 곳을 잘 보고 먼 곳을 못 보는 근시와는 정반대의 상황인 것입니다. 그러나 엄밀하게 말하자면 상대적으로 먼 것이 가까운 것보다 잘 보이기는 하나, 원시가 심할 경우는 가까운 것뿐만 아니라 먼 것도 잘 안 보이게 됩니다.

보통 원시의 정도와 거리, 연령 등에 따라 주로 근거리 시력이 먼저 떨어지게 되며 조절력의 대부분을 상실하게 되는 40대 중반 이후의 노안 연령층의 경우 원시가 있을 경우 가벼운 원시라 하더라도 멀리 있는 것조차 잘 보이지 않게 할 수도 있는 것이 원시입니다. 따라서 어떤 면에서는 노안 연령에서 가장 불편을 많이 주는 굴절이상이 원시라고 할 수 있겠습니다.

반면 노안은 단순히 눈의 조절력을 잃어버려 원거리에 비해 상대적으로 근거리가 덜 보이는 상태를 말합니다. 정상적으로 보고자 하는 물체의 거리가 가까워질수록 눈의 굴절력이 증가하여야 물체의 초점을 망막에 맺을 수가 있고 이는 자동카메라의 자동초점기능과 유사한 것으로 모양체근이라는 눈 속 미세근육의 노력에 의해 수정체의 볼록한 정도가 연속적으로 변하여 달성됩니다.

그런데 나이가 들수록 수정체의 탄력성이 줄어들어 이런 초점 조절능력이 상실되고 대개 45세를 전후한 나이가 되면 가까운 곳의 물체를 뚜렷하게 보기 힘들게 되어 돋보기를 필요로 하는 수준에 이르게 됩니다. 돋보기는 원시 도수로 이루어져 있으므로 원시와 노안을 자꾸 혼동하게 되는 것입니다.

젊은 사람의 수정체는 탄력성이 있습니다. 따라서 근거리를 보려고 할 때 그 거리에 맞추어(수정체를 움직이는 근육인 모양체 근육의 수축함에 따라) 수정체의 두께가 보다 두꺼운 돋보기처럼 변합니다. 마치 자동카메라의 오토 포커싱 기능처럼 자신이 보

백내장이 없는 젊은 사람(수정체의 조절능력이 충분할 때)

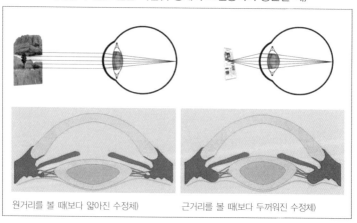

원거리를 볼 때(보다 얇아진 수정체)   근거리를 볼 때(보다 두꺼워진 수정체)

노안과 단초점 인공수정체를 이용한 백내장 수술 후 비교

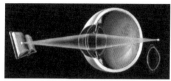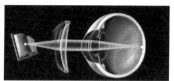

노안이 발생한 경우 : 노안이 생겨서 초점이 시신경보다 뒤에 맞히게 된다.

백내장 수술 후 : 돋보기를 써야 벗어난 초점을 앞으로 당겨줄 수 있다.

는 거리에 맞추어 수정체의 두께가 자동으로 변해서 초점거리를 조절하는 기능을 '원근조절(accommodation)'이라고 합니다.

그러나 나이가 들어감에 따라 혹은 백내장 수술 후 단초점 인공수정체를 눈 속에 넣게 되면 수정체의 탄력성이 줄어들게 되어 근거리를 볼 때 모양체가 수축해도 수정체가 탄력이 없어 두꺼워지지를 않습니다. 따라서 근거리를 볼 때 돋보기를 써서 줄어든 수정체의 탄력성을 보충해 주어야만 올바른 위치에 초점이 맺히게 됩니다.

노안은 이렇듯 나이가 들며 수정체와 주위 조절에 관여하는 근육이 탄력을 잃어, 근거리를 볼 때에 초점을 조절하지 못하여 근거리가 잘 보이지 않는 상태를 일컫는 말입니다.

백내장 및 노안 동시 교정 – 다초점 인공수정체(Multifocal Intraocular Lens)

백내장 수술을 받을 때 눈 속에 넣게 되는 일반적인 단초점 인공수정체에는 조절능력이 없기 때문에 근거리에서는 돋보기를 착용해야만 잘 볼 수 있습니다. 즉, 인공수정체가 삽입된 눈은 노안을 가진 눈과 비슷한 상황이 되어 가까운 물체를 잘 보기 위해서는 돋보기의 착용이 필수적입니다.

인공수정체의 도수를 조정하여 근거리에 인공수정체 초점을 맞추어 근거리 시력을 좋게 할 수는 있지만, 그렇게 하면 반대로 원거리의 초점이 맞지 않게 되어 멀리 볼 때는 근시 안경을 써야 합니다. 결국 기존의 단초점 인공수정체로는 백내장 수술 후 원거리나 근거리 중 꼭 한 군데에서는 안경을 써야 합니다.

이런 불편을 해소하기 위한 방법이 다초점 인공수정체를 사용하는 것입니다. 다초점 인공수정체를 사용하면 근거리와 원거리를 동시에 잘 볼 수 있기 때문에 백내장을 치료하면서 동시에 돋보기로부터 해방될 수 있습니다.

노안 발생 후 근거리 시력 변화

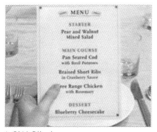
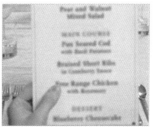

노안이 없는 눈   노안이 생겼거나 단초점 인공수정체를 이용한 백내장 수술 후

 다초점 인공수정체의 원리

   다초점 인공수정체는 다초점 안경이나 이중초점 안경처럼 먼 거리와 가까운 거리 모두를 잘 보이게 합니다. 다초점 인공수정체는 인공수정체 표면에 여러 개의 동심원 모양의 홈을 만들어 이 부위로 빛이 통과할 때 빛이 2개로 분리되어 근거리와 원거리에 각각 따로따로 초점이 맺히는 원리(빛의 회절효과)로 먼 거리와 가까운 거리 모두에 초점을 맞출 수 있습니다.

   다초점 인공수정체 중 대표적인 회절성 인공수정체의 경우 중

인공수정체의 작용원리

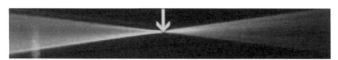

일반 단초점 인공수정체에 의한 빛의 초점효과 : 한 곳에서만 초점이 맺힌다.

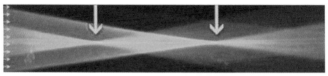

다초점 인공수정체에 의한 빛의 초점효과(회절성) : 근거리와 원거리 두 군데에서 초점이 맺힌다.

회절성 다초점 인공수정체의 정밀도

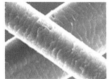

머리카락 두께(60마이크로미터)

적혈구 크기(7마이크로미터)

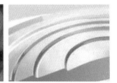

회절성 다초점 인공수정체의 빛회절홈 높이(중심부 1.3마이크로미터, 주변부 0.2마이크로미터)

심부에 계단모양으로 머리카락 60분의 1 두께의 아주 미세한 빛 회절홈이 파여 있어서 빛을 원거리와 근거리 두 초점으로 분리합니다. 주변부로 갈수록 원거리 초점쪽으로 빛을 많이 보내서 동공이 커지는 어두운 환경에서 빛을 더욱 효율적으로 사용할 수 있도록 설계되었습니다.

 ## 다초점 인공수정체의 임상성적

대표적인 회절성 노안교정 인공수정체(다초점 인공수정체) 중의 하나인 레스토(ReSTOR) 렌즈의 임상성적을 살펴보겠습니다.

레스토 렌즈는 미국 FDA 임상연구에서 안경으로부터의 높은 해방률이 입증된 노안교정 인공수정체입니다. 미국 알콘사에서 개발한 레스토 렌즈는 5년간의 임상실험 결과, 시술받은 사람의 95%가 젊은이의 시력을 되찾을 수 있었습니다.

최근 미국 FDA 임상실험 결과에서도 다초점 인공수정체를 시술받은 80%의 환자들이 안경 없이 운전할 수 있었고, 74%의 환자들이 돋보기나 안경 없이 신문의 사설을 읽을 수 있게 되었습니다.

또 다른 대표적인 회절성 노안교정 인공수정체(다초점 인공수정체) 중의 하나인 테크니스(Tecnis) 렌즈의 임상성적을 살펴보겠습니다.

백내장 수술 1년 뒤 112명의 환자에게 수술결과에 대한 만족도, 특히 돋보기나 원거리 안경을 쓰지 않은 상태에 대해 얼마나

다초점 인공수정체의 임상성적(레스토 렌즈)

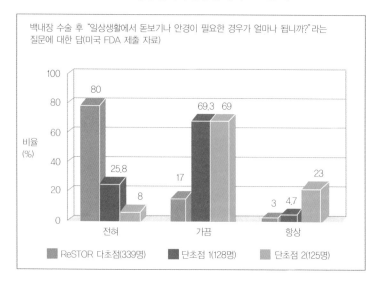

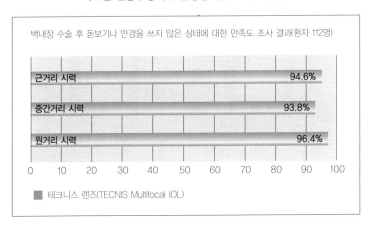

다초점 인공수정체의 임상성적(테크니스 렌즈)

백내장 수술 후 돋보기나 안경을 쓰지 않은 상태에 대한 만족도 조사 결과(환자 112명)

근거리 시력	94.6%
중간거리 시력	93.8%
원거리 시력	96.4%

0　10　20　30　40　50　60　70　80　90　100

■ 테크니스 렌즈(TECNIS Multifocal IOL)

만족하느냐는 질문에 94.6 %의 환자가 돋보기 없는 근거리 시력에, 96.4%의 환자가 안경 없는 원거리 시력에 만족한다고 답했습니다.

백내장 및 노안을 동시 교정하는 다초점 인공수정체가 적합한 사람들은 다음과 같으므로 참고하기 바랍니다.

• 서류작업이나 독서 등 근거리 작업이 많은 사람
• 백내장 수술 후 미용적으로나 기능적으로 돋보기 사용을 원하지 않는 사람

백내장 및 노안 동시 교정하는 다초점 인공수정체의 효과

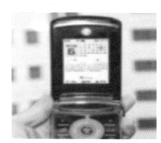
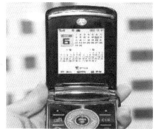

일반렌즈 시술 후   다초점 인공수정체 시술 후

• 수영 등의 스포츠나 야외활동을 즐길 때 돋보기가 불편한
  사람

• 핸드폰이나 컴퓨터 등을 활동적으로 사용하는 사람

 다초점 인공수정체의 종류별 특징

① ReSTOR(Alcon, USA)

젊었을 때의 근거리 시력으로 회복(restore)시켜 준다는 의미의

이름을 가진 이 회절형 다초점 노안교정 인공수정체는 특히 30cm 근처의 독서거리에서 뛰어난 근거리 시력 결과를 보였습니다.

주위 밝기에 따라 변하는 동공 크기에 맞추어 빛의 회절량이 근거리와 원거리로 조절 배분되는 디자인과 구면수차라는 눈 속 난시를 줄여주는 비구면 디자인으로 되어 있어서, 옛날 다초점 수정체의 최대 단점으로 지적되던 흐린 날이나 야간 시의 대비 감도 저하(대비도가 떨어져 명암의 차이가 뚜렷하지 않게 보이는 현상)를 크게 줄인 것이 장점입니다. 임상경험상으로도 비구면 디자인이 추가되고 나서 수술결과에 대한 만족도가 더욱 좋아진 것으로 보입니다.

또 다른 특징으로, 자외선 차단 기능이 있으면서 인공수정체 색깔이 노랗게 되어 있어 수술 전의 자연적인 수정체의 색깔과 비슷하기 때문에 수술 후 색감변화가 다른 인공수정체보다 적어 색감이 자연스럽다는 특징이 있는데, 좋아하는 사람도 있고 싫어하는 사람도 있어서 개인적인 취향을 고려해서 시술하고 있습니다. 물론 노란 렌즈라고 세상이 다 노랗게 보일 정도는 아니기 때문에 걱정할 필요는 없습니다.

2009년 봄에는 기존의 +4디옵터 노안교정 인공수정체(돋보기

다초점 인공수정체의 종류별 모습

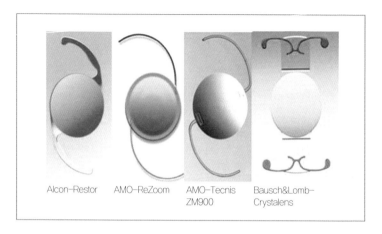

Alcon–Restor　　AMO–ReZoom　　AMO–Tecnis
　　　　　　　　　　　　　　　　　ZM900

Bausch&Lomb–
Crystalens

안경으로 하면 약 +3.2디옵터의 돋보기 효과)와 차별화된 +3디옵터 인공수정체(돋보기 안경으로 약 +2.4디옵터)가 개발되었습니다.

이것은 돋보기의 세기가 줄어든 것과 같은 효과가 있어서 아주 작은 사전글씨와 같은 근거리 시표를 주로 보는 사람은 +4디옵터 렌즈를, 컴퓨터나 핸드폰과 같은 중간거리 시표를 더 많이 보는 사람에게는 +3디옵터 렌즈를, 또한 두 가지 경우에 모두 해당되는 사람에게는 'Mix & Match'로 양쪽 눈에 각각 +3과 +4디옵터의 렌즈를 삽입해 블렌딩(blending)하는 효과를 나타낼 수 있기 때문에 좀더 자신의 생활패턴에 맞게 맞춤수술을 받을 수 있는 장점이 생겼습니다.

② ReZoom(AMO, USA)

카메라의 Zoom과 같은 초점 조절기능을 다시 노안이 온 눈에서 가능하게 한다는 이름을 가진 이 굴절형 다초점 인공수정체는 회절형과 달리 빛을 분산시키지 않기 때문에 대비감도(선명도)가 보다 우수합니다.

또한 30cm 근처의 근거리보다는 컴퓨터를 보는 정도의 중간거리와 골프공을 바라보는 정도의 중간거리에서 보다 우수한 시력을 나타내기 때문에 컴퓨터 사용이나 스포츠 레저 활동이 많아지는 현대인들에게 보다 적합한 수정체입니다.

30cm 근처의 근거리를 볼 때 돋보기 효과를 나타내기 위해서는 동공의 크기 변화가 필요하기 때문에 동공이 아주 작은 분들이나 동공의 크기 변화가 작은 분들에서는 아주 작은 글씨를 볼때 돋보기의 도움이 필요할 수도 있습니다.

③ Tecnis ZM900(AMO, USA)

비구면 인공수정체의 원조격인 Tecnis 인공수정체에 다초점

기능을 추가한 노안교정 인공수정체로 ReSTOR 인공수정체와 함께 회절형 다초점 인공수정체의 쌍벽을 이루는 수정체입니다.

비구면 기술과 자외선 차단 기능 등도 우수하며, 30cm 근처의 근거리 독서 시력이 매우 우수합니다. 장단점은 ReSTOR 인공수정체와 거의 구분하기 어려울 정도로 비슷한데, 특히 독서속도(Reading Speed, 단위시간당 글자를 읽는 속도)가 ReSTOR 인공수정체보다 뛰어나다고 보고된 연구논문이 있습니다.

④ Crystalens(Bausch & Lomb, USA)

안과 관련 기업 중 인지도가 높은 Bausch & Lomb사의 인공수정체입니다. 회절형(빛을 근거리와 원거리로 나누어줌)이나 굴절형(빛을 나누지 않고 합쳐줌) 다초점 렌즈와는 다른 원리를 이용하는 조절형 인공수정체입니다.

마치 사람의 수정체의 두께가 변해서 초점거리가 변하듯이 모양체 근육의 수축과 유리체의 압력변화로(이 두 가지 힘이 조절 때 사람의 수정체 두께를 바꾸는 힘의 근원이라고 생각하고 있습니다) 인공수정체가 눈 속에서 미세하게 움직이면서 원거리와 근거리를 바꾸어 초점을 맞추어 주기 때문에 어쩌면 진정한 의미로 조절작용을 회복시키는 유일한 인공수정체입니다.

장점은 회절형에서 나타날 수 있는 어두운 환경에서의 원거리 대비 감도 저하 현상이 전혀 없어서 원거리 시력이 매우 좋고, 컴퓨터를 보는 정도의 중간거리 시력이 매우 좋습니다.

단점은 수술 후 초기에 인공수정체 위치변화의 근본적인 힘이 되는 조절 관련 근육들을 운동시키는 일종의 조절운동이 필요하다는 점(마치 오랫동안 쓰지 않던 근육을 운동시키는 것처럼)과 시간이 지나면서 인공수정체의 움직임이 줄어들면서 조절효과가 떨어질 수 있다는 점, 30cm 근처의 근거리 시력이 회절형 인공수정체처럼 좋지는 못하다는 점이 있지만 우려할 정도는 아닙니다.

 다초점 인공수정체의 제한점

노안과 백내장을 동시 교정해 주는 다초점 인공수정체도 제한점은 있습니다.

다초점 인공수정체의 경우 100%의 빛 중에서 40%는 근거리에, 40%는 원거리에 작용하므로 일반 인공수정체보다는 조금 어둡게 보일 수 있고, 따라서 평소보다 밝은 조명이 필요할 수 있습니다.

또한 일부이기는 하지만 야간시력이 저하되고 중간거리 시력이 좋지 못한 경우가 있을 수 있습니다. 그리고 눈부심이나 빛번짐을 경험할 수도 있는데 보통 얼마간의 적응기간이 지나면 큰 불편을 느끼지 않게 됩니다. 무엇보다 렌즈를 정밀하게 만들어야 하기 때문에 일반 인공수정체보다는 많이 비싸다는 단점이 있습니다.

모든 사람이 다초점 인공수정체의 효과를 볼 수 있는 것은 아닙니다. 만일 수술 전 검사에서 일정량 이상의 심한 각막난시가 발견되거나, 백내장 이외에 다른 동반된 망막이상이나 시신경이상이 있는 경우, 굴절교정수술을 받은 환자, 그리고 직업적으로 야간 운전을 많이 하는 환자 등은 수술결과의 만족도가 높지 않을 수 있으므로 수술 전에 전문의와의 충분한 상담이 필요합니다.

백내장 및 난시 동시 교정 -
토릭 인공수정체(Toric Intraocular Lens)

① 난시란 무엇인가

대부분의 사람의 각막은 완전히 동그란 공의 표면과 같은 형태를 가지고 있지는 않습니다. 좀 과장하여 말하면, 정상인의 각막이 둥근 축구공의 표면과 같은데 비해 난시를 가진 사람의 각막은 럭비공의 표면과 유사하다고 할 수 있습니다.

따라서 난시가 있는 눈에서는 눈으로 들어오는 빛의 방향에 따라 물체의 초점이 서로 다른 위치에 생기게 되고 결국 물체가 겹쳐 보이는 현상을 일으켜 시력을 떨어뜨리게 됩니다.

정시안과 난시안

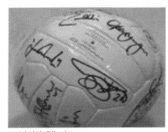 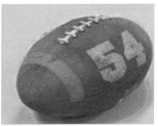

▲ 난시가 없는 눈 　　　　　▲ 난시가 있는 눈

난시의 증상

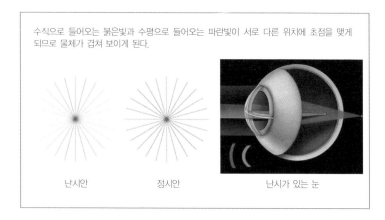

수직으로 들어오는 붉은빛과 수평으로 들어오는 파란빛이 서로 다른 위치에 초점을 맺게
되므로 물체가 겹쳐 보이게 된다.

난시안   정시안   난시가 있는 눈

② 난시와 백내장 수술

백내장 수술은 혼탁이 발생한 수정체를 제거하고 인공수정체
를 삽입하는 것으로, 만약에 수술 전부터 각막에 난시가 있다면
일반 인공수정체는 난시를 교정할 수 없기 때문에 수술 후에도
난시가 남아서 물체가 겹쳐 보이고 시력이 떨어지는 것을 경험
하게 되고, 따라서 수술 후에 돋보기 이외에도 난시교정용 안경
을 따로 써야만 했습니다.

한 연구결과에 따르면 백내장 수술 후 잔여 각막난시에 의해
맨눈시력에 나쁜 영향을 받을 정도인 중등도 이상의 난시를 가

난시의 정도별 시각증상

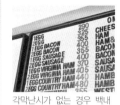

각막난시가 없는 경우 백내
장 수술 후

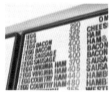

1디옵터의 각막난시가
남는 경우

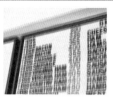

3디옵터의 각막난시가 남는
경우

백내장 수술환자 7,500명의 결과

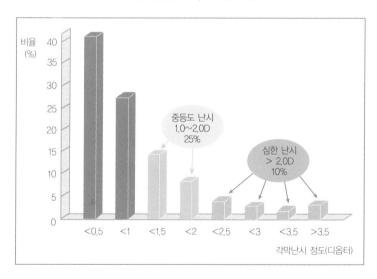

진 사람들이 평균 35% 정도가 된다고 알려져 있습니다. 따라서 백내장 수술 전 검사에서 중등도 이상의 각막난시가 발견된 경우라면 백내장과 난시 동시 교정 인공수정체를 고려해 볼 수 있습니다.

③ 토릭 인공수정체의 효과

토릭 인공수정체는 1998년 스위스 STAAR Toric Intraocular Lens가 미국 FDA를 통과한 이후부터 본격적으로 사용되었으며, 백내장 수술 전부터 각막에 난시가 있는 환자에서 수술 후 따로 난시 안경을 쓰지 않고도 먼 거리를 또렷하게 볼 수 있도록 만들어진 인공수정체입니다.

다시 말해서 토릭 인공수정체를 이용하면 백내장과 난시를 동시에 해결할 수 있는 것입니다. 미국 FDA에서 발표한 임상성적을 보면 양쪽 눈에 토릭 인공수정체를 모두 시술받은 환자의 97%가 백내장 수술 후 안경을 통한 교정 없이 원거리를 볼 수 있다고 보고하였습니다. 물론 노안 동시 교정 기능은 없기 때문에 책이나 신문을 볼 때 등 근거리 작업을 할 경우에는 돋보기가 따로 필요합니다.

백내장과 난시 동시 교정 인공수정체의 효과

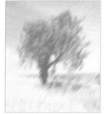 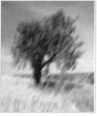 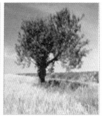

▲ 백내장과 난시가 함께 있는 눈

▲ 백내장 수술 후 난시가 남은 경우의 맨눈시력

▲ 백내장과 난시 동시 교정 인공수정체 사용 후 난시가 없어진 경우

백내장과 난시 동시 교정 '토릭 인공수정체'의 실제모습

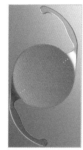 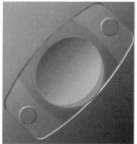

▲ Alcon 'Toric' SN60T Lens(USA)

▲ STAAR Elastic Toric Lens(Swiss)

　백내장 및 난시를 동시 교정하는 인공수정체가 적합한 사람들은 다음과 같습니다.

- 젊었을 때부터 난시가 있어서 안경을 써오던 사람
- 백내장 수술 전 검사에서 1디옵터 이상의 각막난시가 발견된 사람
- 수영 등의 스포츠나 야외활동을 즐기는 사람
- 안경 없이 보다 선명한 원거리 시력을 원하는 사람

구면수차 동시 교정 – 비구면 인공수정체 (Aspheric Intraocular Lens)

① 구면수차란 무엇인가

구면수차는 안경으로는 교정되지 않는 불규칙 난시 중의 하나로, 빛이 렌즈의 중심부에서 멀어질수록 초점이 흩어지는 현상을 말합니다.

사람의 눈에서, 젊을 때는 각막의 플러스 구면수차와 수정체의 마이너스 구면수차가 조화롭게 중화되어 문제가 없습니다. 그러나 백내장이 진행하면 수정체의 마이너스 구면수차가 줄어

구면수차가 있는 경우의 모습

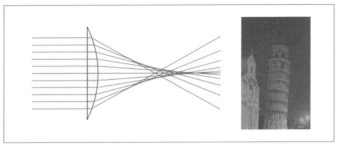

▲ 수술 후 구면수차가 남는 경우 : 주변부의 빛이 한 점에 초점을 맺지 못하여, 특히 동공이 커지는 밤이나 어두운 환경에서 흐리게 보이게 된다.

구면수차가 교정된 후의 모습

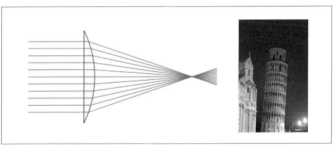

▲ 구면수차 교정 비구면 인공수정체 사용 후 : 비구면 기술로 주변부의 빛도 한 초점으로 모아지게 되므로 특히 야간시력이 좋아진다.

들면서 눈 전체의 구면수차가 증가하여 시력의 양뿐만 아니라 질도 저하됩니다. 따라서 백내장 환자의 눈은 대비감도가 저하

되어 기능성 시력이 떨어지고 야간 빛번짐이 심해집니다.

이러한 구면수차는 과거에 일반적인 인공수정체를 사용해서 백내장 수술을 하더라도 교정할 수 없다는 문제점이 있었습니다. 오히려 백내장 수술을 받고 나면 수정체의 보완기능이 완전히 없어지므로 구면수차가 더 커지게 되었던 것입니다.

② 비구면 인공수정체의 효과

일반적인 인공수정체는 구면렌즈로 되어 있어서 백내장 수술 후에 인공수정체를 삽입하면 구면수차가 증가하게 됩니다. 이는 야간에 동공이 커지면 주변부를 통과하는 빛에 의해 상이 흐려지는 현상을 유발하여 야간시력을 저하시키는 원인이 됩니다.

이에 비해 비구면 인공수정체는 렌즈 자체가 비구면 형태(asphericity)로 되어 있으므로 백내장 수술 후에 발생할 수 있는 구면수차의 증가를 억제할 수 있어 질적으로 더 향상된 시력을 기대할 수 있습니다.

이미 오래 전부터 사진기나 안경렌즈 제작 기술에 사용되었던 비구면 기술을 인공수정체에 적용한 것으로, 인공수정체가 마이너스 구면수차를 가지도록 웨이브프론트 기술로 인공수정체 주변

비구면 인공수정체의 효과

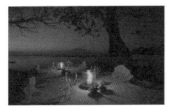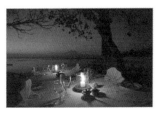

▲ 백내장 수술 후 구면수차가 남은 경우의 야간시력　▲ 비구면 인공수정체를 사용한 백내장 수술 후의 야간시력

비구면 인공수정체의 실제모습

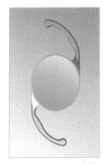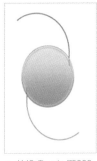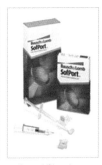

▲ Alcon SN60WF 'IQ'　▲ AMO Tecnis Z9000　▲ Bausch&Lomb SofPort Advanced Optics IOL

부를 디자인했기 때문에 백내장 수술 후에 발생할 수 있는 구면수차의 증가를 억제할 수 있어 질적으로 더 향상된 시력 결과를 보입니다.

비구면 인공수정체가 적합한 사람은 다음과 같습니다.

- 낮은 조명하에서의 활동이 많은 사람
- 야간활동이나 야간운전이 많은 사람
- 동공(애기동자)가 커서 수술 후 구면수차의 증가가 많을 것
  으로 생각되는 사람
- 조명에 상관없이 보다 선명한 원거리 시력을 원하는 사람

 백내장 수술과 관련된 오해와 진실

Q. 백내장 수술을 하면 안경을 꼭 써야 한다?

백내장 수술을 받을 때 눈 속에 넣게 되는 인공수정체는 일반
적인 경우 조절능력이 없기 때문에 근거리에서는 돋보기를 착용
해야만 잘 볼 수 있습니다. 인공수정체의 도수를 조정하여 근거
리에 인공수정체 초점을 맞추어 근거리 시력을 좋게 할 수는 있
지만 반대로 원거리의 초점이 맞지 않게 되어 멀리 볼 때는 근시

안경을 써야 합니다.

결국 기존의 단일초점 인공수정체로는 백내장 수술 후 원거리나 근거리 중 꼭 한 군데에서는 안경을 써야 합니다. 이런 불편을 최소화하기 위하여 최근 다초점 인공수정체가 개발되었고 현재 좋은 임상결과를 보이고 있습니다.

Q. 눈이 뻑뻑하고 불편한 증상이 백내장 수술하면 좋아진다?

보통 눈이 뻑뻑하고 불편한 증상은 안구건조증 때문에 생기는 것으로, 이는 눈표면과 눈꺼풀, 눈물샘의 문제입니다. 기본적으로 안구건조증은 안내수술인 백내장과는 무관하지만, 수술 후 일시적으로 건조감이 심해지는 경향이 있습니다. 그러나 인공눈물 등의 안약을 잘 점안하면 보통 수주일 내로 없어지는 증상이므로 염려할 필요는 없습니다.

Q. 백내장 수술 후 날파리 또는 먼지가 날아다니는 게 보인다?

비문증이라고 하는 이 증상은 나이가 들면서 눈 속에 들어있는 투명한 젤리와 같은 물체인 유리체 액화로 나타나는 증상입니다. 이는 보통은 백내장 수술 전에도 이미 눈 속에 가지고 있던 것으로, 백내장 수술 후 혼탁이 있던 수정체가 제거되고 투명한 인공 렌즈가 삽입되면서 시력이 좋아지면 오히려 이전에는 보이지 않던 액화된 유리체가 비로소 보이게 되는 것으로, 결국 적응하면서 증상이 사라지게 되므로 너무 걱정할 필요는 없습니다.

04 검열반과 익상편

검열반(Pinguecula)

검열반이란 위아래 눈꺼풀 사이에 생긴 점이라는 뜻으로, 확실한 원인은 밝혀지지 않았으나 자외선, 안구건조증, 바람, 먼지 등의 만성 자극에 의해 내측 눈구석쪽 각–결

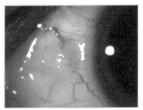

▲ 검열반 : 흰자위 부분에 융기된 황색의 결절

막 경계부에 황색의 융기된 결절이 생긴 상태입니다.

간혹 검열반염이라고 해서 검열반이 충혈되면서 아픈 경우가 생기는데, 충혈이나 염증은 약물 치료를 받으면 호전되지만 융

기된 군살 자체가 없어지지는 않습니다. 군살 자체를 없애기 위해서는 수술적인 절제가 필요합니다. 검열반이 더 심해지면 각막까지 침범하는 익상편으로 이행되기도 합니다.

 익상편(Pterygium, 군날개)

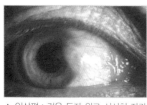

▲ 익상편 : 검은 동자 위로 서서히 자라 들어가는 증상

흔히 '눈백태'라고 하는 익상편은 병변이 날개모양으로 생겨서 '군날개'라고도 불리는 질환입니다.

검열반의 발생원인은 확실하지는 않으나 자외선이 중요한 역할을 한다고 여겨지고 있습니다. 미국의 플로리다 같이 햇빛이 좋은 곳에서는 젊은 사람들 중에도 익상편 환가가 많은데, 자외선 때문에 노화가 빨리 진행된 결막(흰자위)이 익상편으로 발전한다고 생각되고 있습니다.

증상은 눈꺼풀 사이 구결막(검은 동자 옆의 흰자위)에 삼각형의

섬유혈관성 조직이 증식되어 각막(검은 동자)으로 침범하는 것으로 보통 서서히 그러나 점차적으로 검은 동자 중심부로 진행하게 됩니다. 주로 코쪽 결막에 많으나 귀쪽 또는 양쪽에 다 발생하는 경우도 있습니다.

치료는 초기의 경우에는 외관상 모양을 좋게 하기 위해 제거수술을 할 수 있으며 보통 진행속도가 빠르지 않기 때문에 지켜봐도 무방합니다. 그러나 이 익상편이 점점 자라서 검은 동자의 중간부분까지 침범하게 된 심한 경우에는 난시가 심해지고, 급격한 시력의 저하가 발생하므로 빨리 수술을 해야 합니다.

익상편이 있는 사람의 경우 그 조직 내에 동반되어 있는 혈관들 때문에 다른 사람보다 쉽게 충혈이 잘되고, 익상편 조직이 검은자위에 조금만 침범되어도 눈에 확 띄기 때문에 다른 사람에게 지적을 받는 등 불편함이 많습니다.

그래서 대부분의 경우 먼저 미용적인 목적으로 수술을 원하게 되는데 눈동자만 안약으로 마취하는 점안 마취 후 30분 정도의 수술로 제거할 수 있습니다. 수술은 비교적 간단하지만, 수술 후 새살이 돋아날 때까지 통증이 4~5일 정도 있을 수 있습니다.

나이가 비교적 젊은 사람의 경우에는 수술 후 재발이 큰 문제입니다. 통계적으로 50세 이후에 수술한 경우 재발률은 20% 이하라고 보는데 반해, 50세 이전은 재발률이 30%를 웃돌 정도 입니다. 어떤 30대 환자의 경우 수술 후 즉시 재발하여 2주 만에 원래의 크기대로 되는 극단적인 경우도 보았습니다.

그러나 재발은 개인차가 크기 때문에 무조건 재발한다고는 보기 어렵습니다. 그러므로 수술에 관해서는 전문의의 진찰 후 재발 가능성에 대해 잘 상의한 후 결정하기 바랍니다.

05 녹내장의 진단과 치료

 녹내장, 소리 없는 눈 속의 시신경 살인자

녹내장이란 어떤 원인에 의해서 시신경 손상이 진행되어 시야가 점점 좁아져 가는 질환을 말합니다. 녹내장은 지속적인 안과 검진과 치료가 필요한 무서운 병입니다.

녹내장은 다른 병들과 달리 대부분의 녹내장에서 통증과 같은 자각증상이 없어서 환자 자신이 질병의 발생이나 진행상황을 잘 느끼지 못하는 경우가 많습니다. 또한 적절한 치료를 받더라도 일부의 경우에는 서서히 진행되어 실명에 도달할 가능성이 있기 때문에 일명 '예고 없는 시신경 살인자'라는 별명을 가지고 있습니다.

녹내장은 마치 혈압과도 같은 눈의 압력인 안압과 연관성이 많은 질환입니다. 녹내장은 눈 속에 있는 액체(안구방수)의 양에 따라 좌우되는 눈 내부의 압력 즉, 안압이 정상치(10~20mmHg)보다 높은 경우에 생기는 '고안압 녹내장'과 안압이 정상범위 안에 있더라도 유전적으로 시신경이 약해서 정상범위의 안압에도 예민하게 반응하여 손상이 발생하는 '정상안압 녹내장'으로 나눌 수 있습니다. 우리나라의 경우에는 정상안압 녹내장이 더 많습니다.

 녹내장의 증상

우리는 흔히 양쪽 눈으로 물체를 주시하므로 한쪽 눈이 나빠져도 다른 한쪽이 보충하여 주기 때문에 느끼지 못하는 경우가 종종 있습니다. 어느 날 한쪽 눈을 감고 보니 세상이 안개 낀 것처럼 보여 깜짝 놀라게 되거나 안경점에 가봐도 눈에 맞는 안경

녹내장의 증상

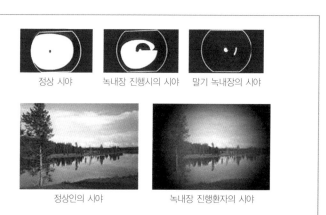

정상 시야   녹내장 진행시의 시야   말기 녹내장의 시야

정상인의 시야   녹내장 진행환자의 시야

이 없어서 불안을 느껴 안과를 찾아가면 매우 진행된 녹내장이
란 경우를 흔히 볼 수가 있습니다.

녹내장의 증상은 녹내장의 종류, 급성인지 만성인지에 따라
다릅니다. 급성 폐쇄각 녹내장의 경우에는 급성으로 안압이 증
가하여 안통, 구토, 시력 저하 그리고 편측의 두통 등의 분명한
증상을 보입니다.

반면에 만성인 원발성 개방각 녹내장의 경우는 대부분 자각증
상을 느끼지 못합니다. 본인이 모르는 동안에 시야협착이 서서
히 진행하여 시신경의 대부분이 죽은 다음에야 갑자기 시야가

좁아진 것을 알게 되는 안타까운 경우가 많습니다.

녹내장의 증상은 시야가 서서히 좁아지므로 환자는 잘 느끼지 못하지만 밤에 더 어두워 보이거나, 옆에 사람이 있는 것을 잘 모르고, 계단을 헛디디는 등의 문제가 있는 경우에는 시야 손상을 의심해봐야 합니다.

녹내장의 자각증상을 살펴보면 다음과 같습니다.

- 시력이 저하된 것 같은 느낌이 있다.
- 머리가 무겁거나 아프다(만성 두통)
- 기분이 안 좋고, 오심 및 구토증세가 있다.
- 불빛을 보면 그 주위에 무지개 비슷한 것이 보인다.
- 눈이 무겁고 피곤을 느끼기 쉽다.
- 눈이 흐리다.

이상과 같은 증상이 있는 사람은 녹내장의 조기 발견을 위해 반드시 검사를 받아보기 바랍니다.

녹내장의 진단과 치료

　녹내장은 그냥 방치하면 대부분 실명에 이르게 되는 무서운 질환입니다. 우리나라를 비롯하여 구미에서도 녹내장은 실명원인의 3위 이내에 포함되며, 전체인구의 약 0.5~1.2% 정도가 녹내장 환자라고 합니다.

　한 번 녹내장이라고 진단을 받으면 평생을 치료받아야 하므로 신중하게 결정해야 합니다. 안압, 시신경의 상태(시신경유두의 함몰 정도), 전방각경검사, 시야검사를 가지고 판단을 하게 됩니다.

　안압이 정상범위에 있더라도 시신경과 시야검사에서 이상이 있으면 정상안압 녹내장으로 진단을 내리고 치료를 시작하게 됩니다. 반대로 안압이 높더라도 시신경과 시야검사가 정상이면 치료는 하지 않고 주기적인 검사만을 할 수도 있습니다.

녹내장의 검사과정

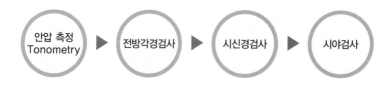

녹내장은 치료하더라도 이미 손상이 진행된 시신경 기능을 돌이킬 수는 없고, 앞으로 손상의 진행을 늦추는 정도의 치료만 가능하기 때문에 그만큼 조기 발견 및 조기 치료가 매우 중요한 질환입니다. 40대 이후엔 발병률이 0.1%씩 올라가기 때문에 40대 이후 건강검진 시에는 반드시 안압 측정과 시신경검사를 받아야 합니다.

녹내장의 치료는 대개 약물로 하며, 약물로 조절되지 않는 경우 레이저로 눈 속의 안구 방수배출로를 넓히거나 눈 속의 물길을 터주는 수술(섬유주절제술)을 하기도 합니다.

06 노인성 황반변성

 황반변성의 진단과 치료

최근 평균수명이 늘어나면서 가장 문제가 되고 있는 노인성 눈질환 중의 하나가 바로 노인성 황반변성(AMD : Aged Macular Degeneration)입니다.

황반이란 카메라의 필름 역할을 하는 시신경막인 망막의 가장 중심 부위를 말하는 것으로 시력의 70% 정도를 담당한다고 할 정도로 매우 중요한 부위입니다.

황반변성은 이렇듯 중요한 황반 부위에 출혈이나 부종이 생기는 질환으로, 노화로 인해 기능이 떨어진 망막세포들이 정상 망막세포 밑에 침착물로 쌓이면서 독성을 나타내는 질환으로 생각되고 있습니다.

황반변성은 60세 이상 인구의 1.7% 정도가 걸리며, 최근 3년 간 급격하게 증가하고 있습니다. 적절히 치료하지 않으면 실명까지 이를 수 있기 때문에 정기적인 안과 진찰을 통해서 조기 발견하는 것이 중요합니다.

갑자기 물체가 휘어 보이거나, 중심시야가 가리는 것처럼 보이면 노인성 황반변성을 의심해야 합니다. 또는 바둑판 같은 작은 정사각형의 격자(Amsler Grid)를 쳐다보았을 때 중앙부위가 직선으로 보이지 않고 휘거나 층이 져 보이거나 끊어져 보인다면 이 병을 의심할 수 있습니다.

황반변성의 증상

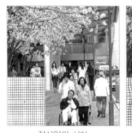
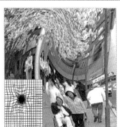

정상인의 시야   황반변성 환자의 시야

그러므로 60세 이상에서 시력 이상이 느껴진다면 집에서 모눈종이를 사다놓고 화장실 벽이나 세면대 옆에 붙여놓고 보면서 주로 중심부의 모양이 휘어 보이지는 않는지 가끔 확인해 보는 것이 좋습니다.

치료는 건성(Dry) 황반변성의 경우 자외선을 피하고 망막영양제 등을 사용하며 변성의 진행을 억제시키는 방법이 있고, 체액이 차는 습성(Wet) 황반변성의 경우 최근에 출시된 아바스틴이나 루센티스의 눈 속 주사가 시력 회복과 진행 억제에 도움을 줍니다.

중 앙 생 활 사
중앙경제평론사

Joongang Life Publishing Co./Joongang Economy Publishing Co.

중앙생활사는 건강한 생활, 행복한 삶을 일군다는 신념 아래 설립된 건강·실용서 전문 출판사로서 치열한 생존경쟁에 심신이 지친 현대인에게 건강과 생활의 지혜를 주는 책을 발간하고 있습니다.

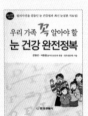

우리 가족 꼭 알아야 할 눈 건강 완전정복

초판 1쇄 발행 | 2009년 11월 17일
초판 2쇄 발행 | 2013년 5월 15일

지은이 | 김병진(Byoungjin Kim)·이동훈(Donghoon Lee)
펴낸이 | 최점옥(Jeomog Choi)
펴낸곳 | 중앙생활사(Joongang Life Publishing Co.)

대 표 | 김용주
기 획 | 박종운
책 임 편 집 | 범수미
본문디자인 | 신경선

출력 | 현문자현 종이 | 타라유통 인쇄·제본 | 현문자현

잘못된 책은 바꾸어 드립니다.
가격은 표지 뒷면에 있습니다.

ISBN 978-89-6141-055-7(04510)
ISBN 978-89-6141-044-1(세트)

등록 | 1999년 1월 16일 제2-2730호
주소 | ㉾100-826 서울시 중구 다산로20길 5(신당4동 340-128) 중앙빌딩 4층
전화 | (02)2253-4463(代) 팩스 | (02)2253-7988
홈페이지 | www.japub.co.kr 이메일 | japub@naver.com | japub21@empas.com
♣ 중앙생활사는 중앙경제평론사·중앙에듀북스와 자매회사입니다.

▶ 홈페이지에서 구입하시면 많은 혜택이 있습니다.

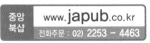

중앙
북샵
www.**japub**.co.kr
전화주문 : 02) 2253 - 4463

※ 이 도서의 국립중앙도서관 출판시도서목록(CIP)은 e-CIP 홈페이지(www.nl.go.kr/cip.php)에서 이용하실 수 있습니다.(CIP제어번호: CIP2009003160)